新悦 遇见智识与思想

LA CIRCULATION DU SANG

Entre Orient et Occident
l'histoire d'une découverte

血液循环

东西方之间的一段发现史

［法］弗朗索瓦·布斯塔尼 ／著
（François Boustani）

吴文艺 ／译　唐淑文 ／校

中国社会科学出版社

图字：01-2017-7017号
图书在版编目（CIP）数据

血液循环：东西方之间的一段发现史 / （法）弗朗索瓦·布斯塔尼
著；吴文艺译. —北京：中国社会科学出版社，2018.11（2020.4重印）
ISBN 978-7-5203-3148-7

Ⅰ. ①血…　Ⅱ. ①弗…　②吴…　Ⅲ. ①血液循环－医学史
Ⅳ. ①R331.3

中国版本图书馆CIP数据核字（2018）第211601号

《La circulation du sang》by François Boustani
Éditions Philippe Rey, 2007
This edition published by arrangement with L'Autre agence, Paris, France and
Divas International, Paris 巴黎迪法国际版权代理
Simplified Chinese translation copyright 2018 by China Social Sciences Press.
All rights reserved.

出　版　人	赵剑英	
项目统筹	侯苗苗	
责任编辑	慈明亮	
责任校对	周晓东	
责任印制	王　超	

出　　版	中国社会科学出版社	
社　　址	北京鼓楼西大街甲 158 号	
邮　　编	100720	
网　　址	http://www.csspw.cn	
发 行 部	010-84083685	
门 市 部	010-84029450	
经　　销	新华书店及其他书店	

印刷装订	北京君升印刷有限公司		
版　　次	2018 年 11 月第 1 版		
印　　次	2020 年 4 月第 2 次印刷		

开　　本	880×1230	1/32	
印　　张	8.75		
字　　数	173 千字		
定　　价	59.00 元		

知识的传承——从科斯到罗马

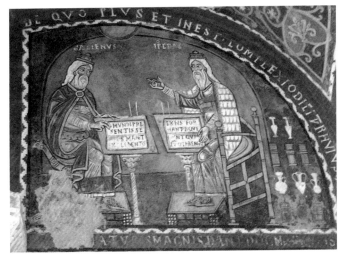

教授盖伦（公元 2 世纪）医学知识的希波克拉底（公元前 5 世纪）

从希腊到阿拉伯

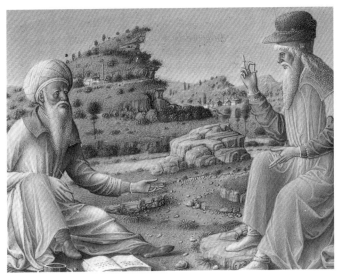

戴着头巾，留着胡须的伊本·鲁世德（公元 12 世纪）接受老师亚里士多德（公元前 4 世纪）的教导

希腊人，阿拉伯人和拉丁人

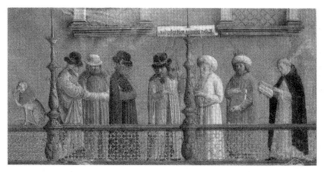

中间身穿蓝衣者是亚里士多德，目视着老师柏拉图，身后是其他两位古希腊哲学家。身穿黄衣者是伊本·鲁世德，其身后是阿维森纳。最右边是圣·托马斯·阿奎纳

从低处的中世纪到高处的中世纪

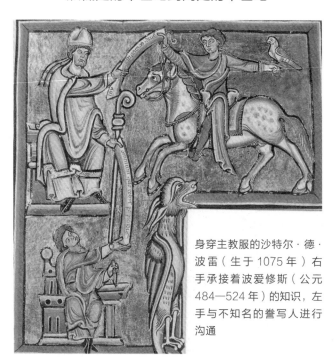

身穿主教服的沙特尔·德·波雷（生于 1075 年）右手承接着波爱修斯（公元 484—524 年）的知识，左手与不知名的誊写人进行沟通

基督教和古希腊遗产的调和

公元 11—12 世纪，随着阿拉伯著作的译介，西方基督教重新发现了亚里士多德及其他古希腊人的学说。这一时刻适逢沙尔特教堂的皇家大门建立之际。我们于此可发现许多异教人士，如亚里士多德和毕达哥拉斯，被雕刻在这一极具基督风格的教堂墙面上，与那些教会的教皇和圣人享受着同等的荣誉。

皇家大门可谓是古代哲人与基督教新秀之间的一首和谐的赞歌。这种对于古希腊遗产的认可，再一次被南面花环饰旁边的彩绘玻璃窗所证实。玻璃窗上，我们看到一个小个子被一个更高大的人背着。所指的正是贝尔纳·德·沙特尔的那句名言："我们是栖息在巨人肩上的侏儒。"

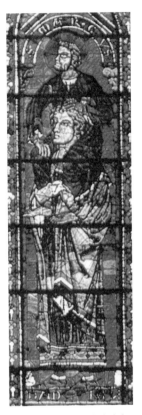

沙特尔教堂的彩绘玻璃窗

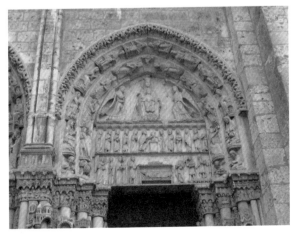

沙特尔教堂的皇家大门

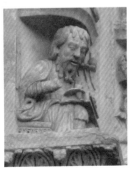

亚里士多德，肖像特写

盖伦关于血液循环的错误

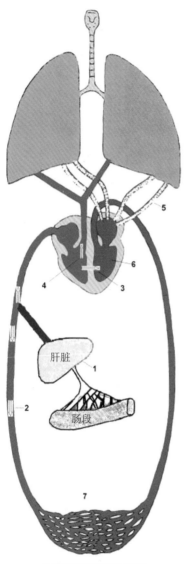

盖伦的血液循环概要图

1. 血液是消化作用的产物，最终在肝脏中产生；实际上，血液是在骨髓中产生的。

2. 盖伦认为血液流入腔静脉，再经由腔静脉运送至四周，并被消耗，直至消失；实际上，它流向相反的方向，由腔静脉流向心脏。

3. 室间隔是可渗透的；实际上，它是密封的，有厚度的。

4. 他认为，只有一小部分血液进入肺动脉，为肺动脉提供血液，像其他器官一样；实际上，所有的血液都流经肺部，并在此得到氧化。

5. 肺动脉将肺部的空气运送至左心室；实际上，它运送的是已经在肺部得以氧化的血液。

6. 在他看来，左心室不是一个泵，而是一个熔炉，经由室间隔渗透而出的血液在此与到达左心室的空气相接触，然后被炮制。所产生的热量被运送至主动脉和动脉，用来为整个机体提供热量。

经院哲学

对于以下插图中所出现的解剖学家们来说，解剖只是为了更好地理解盖伦的著作。但是，维萨里动摇了这一理念：他的思想被概括在下一页《人体构造》的封面之上。

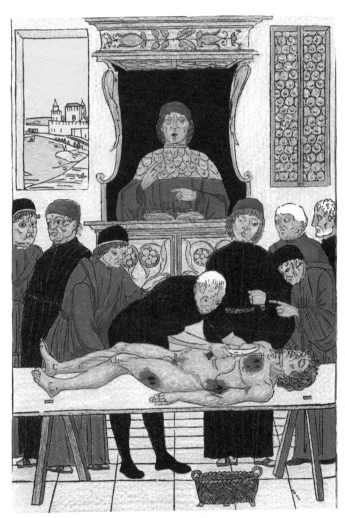

蒙迪诺·德·卢齐的解剖课（1945 年）

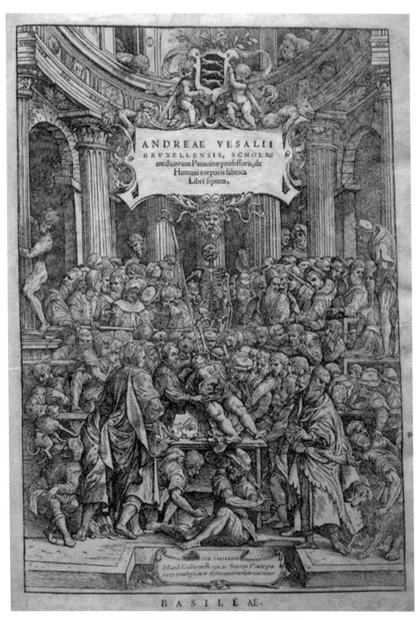

维萨里的《人体构造》（1543 年）的封面

基督教和理性

　　基督教与理性之间的调和成了16世纪教会高层的任务。

　　在教皇朱尔二世的要求下，拉斐尔为梵蒂冈签证厅四周的墙壁作画。一面墙上绘着《圣礼之争》，代表基督教神启所揭示的真理；对面的墙上，则绘着《雅典学派》，代表理性所揭示的真理。许多异教学者和穆斯林人阿维森纳荣幸地共处在教皇的办公室中。

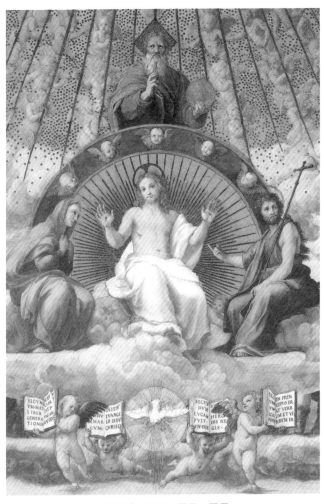

圣礼之争：圣父、圣子、圣灵

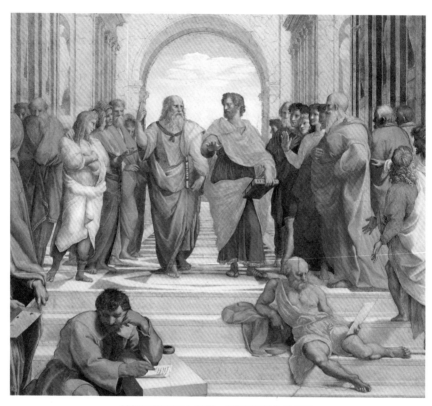

柏拉图和亚里士多德，《雅典学院》的细节

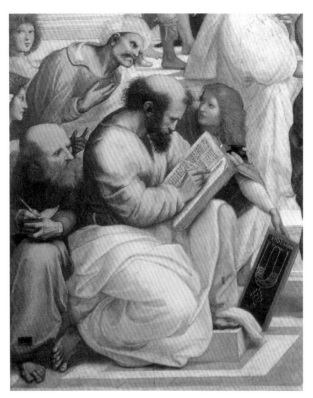

俯在毕达哥拉斯肩上的阿维森纳,《雅典学院》的细节

血液循环的概要

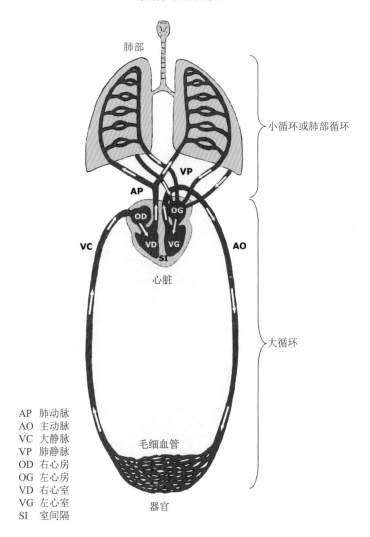

肺部

小循环或肺部循环

VP

AP

OD   OG

VC   VD VG   AO

SI

心脏

大循环

AP 肺动脉
AO 主动脉
VC 大静脉
VP 肺静脉
OD 右心房
OG 左心房
VD 右心室
VG 左心室
SI 室间隔

毛细血管

器官

我要感谢我的合作者卡罗琳·格罗帕洛。她的批评与指正让我获益很多。同时，她还为本书翻译了拉丁文和意大利文文献。这本书是我们共同智慧的结晶。

　　我还要感谢巴黎高等师范学院的科学哲学教授伊夫·迪鲁和法国国家图书馆馆长米歇尔·法尼。他们也为本书提出了不少宝贵的建议。

献给我敬爱的医界同行，他们忍受行医的孤独，见证着那些造成人类悲剧的事件：疾病、死亡，以及逝去的时间。

"历史并非他物，它是以今天的焦虑、不安和问题之名，对已逝时代发出的永恒追问。"

——费尔南·布罗代尔

"就科学思想来说，进步得到了证明。进步可被证明，它的证明之于科学文化的发展，甚至是一个不可缺少的教学元素。换言之，进步甚至是科学文化的动力，也正是这种动力才应为科学史所描述。……科学史就这样成为所有历史中最不可逆的一种。通过发现真相，科学的人阻拦了非理性的人。非理性主义可能会于别处出现。但是，以往可行的许多道路因此被封禁。科学史就是非理性主义的失败史。"

——加斯东·巴什拉

|序　言|

心脏病学的历史众所周知，许多优秀之作已论述详备。那么为何又来一本？首先，讲述同一段历史的方式可以各式各样；其次，以马格里特超现实主义的方式来说，本书并不是一本关于心脏病学史的书。它的目的在于展现事物被隐藏的一面，探究其内幕——对所有发现都应如此——也就是呈现科学、医学思想发展的历史背景。因此，这项工作的意图是对导致科学发展或倒退的原因进行反思。接下来，我们便以这个例子——促使心脏病学诞生的血液循环的发现——作为开始。

这段历史为我们分析影响科学的因素提供了一个契机。关于心血管系统的疑惑与科学的蹒跚起步始于同时，到了今天，心血管疾病的预后已经取得较大进展。心脏病学取得的这些成就是这条始自古代的探索之路的最好证明。正如康德所言，"对于它是否在科学的可靠道路上前行，我们可以马上从它的成果中做出判断"。[1]

---

[1] Préface, Kant, *La Critique de la raison pure.*

这条"科学的可靠道路"并不限于心脏病学，也适用于其他许多学科。譬如，天文学便经历了一段平行而又相似的历史。这两门科学皆肇始于公元前 6 世纪的毕达哥拉斯学派，且都遭遇了相同的阻碍：托勒密错误的地心说统治了好几个世纪；盖伦也充当了同样的反面角色，提出了荒谬的血液循环理论和心室中隔渗透理论。

中世纪的波斯，马拉盖学派的纳绥尔丁·图西提出了不同于托勒密的天文系统论，其中的部分理论后来被哥白尼所吸纳。在图西看来，同时代的伊本·纳菲斯正确地描述了血液小循环。

1543 年，哥白尼发表了著作《天体运行论》。在书中，他质疑托勒密的学说，并提出了日心说理论。[1]同年，维萨里发表了《人体构造》一书，对血液小循环进行了描述，纠正了盖伦的许多错误，并动摇了当时盛行的解剖学研究。

17 世纪，英国人哈维描述了血液大循环，牛顿发现了万有引力定律。我们发现 16—17 世纪西方科学思想突然挣脱束缚，为接下来几个世纪里的许多重大发现开辟了道路。

我们的时代已能将这些抽象知识转化为实践操作，具体表现为：心脏学方面，死亡和疾病的减少；天文学方面，对宇宙空间的征服。这些成果对过去的圣贤学者们来说是难以想象的，它们是

---

[1]　事实上，希腊人阿利斯塔克·德·萨摩斯（Aristarque de Samos，公元前 310—前 230 年）早已提出日心说。

两千五百年来医学、科学思想发展演进的结果。

　　天文学和心脏病学总在同一时期、同一地点取得进展，这一如此一致的年代、地理上的同步关系，绝非一种巧合。它是众多相同文化和社会政治因素合力的结果。

　　只有在政治、宗教等条件支持的时代，天才方会自我呈现。最近，我们采访了一位在美国高校工作的埃及裔诺贝尔化学奖得主，问他倘若身处埃及是否也能有此发现。他回答说或许会游览金字塔，在开罗的大道上闲逛，但如此一来，便绝不能在研究方面有所建树，因为如今的埃及并不适合进行科学研究。

　　从公元前6世纪克罗托内的阿尔克迈翁到17世纪的威廉·哈维，人类为理解和描述血液循环在人体内的具体运行情况已走过了22个世纪。这一漫长之旅由三条知识链构成：古希腊—罗马之链，阿拉伯—伊斯兰之链和西方基督教之链。尽管有语言空间和地理空间的变化，但其仍是同一种科学，古希腊科学为阿拉伯人所继承和丰富，一变而成为古希腊—阿拉伯科学，最后又进入中世纪的西方世界。

　　一条知识链向另一条知识链的过渡需要一种语言向另一种语言的转换，因而必须要求译者的介入：他们是位于古希腊世界和阿拉伯世界之间的叙利亚人，南部的意大利人以及位于阿拉伯世界和拉丁世界之间的西班牙人。

　　从古希腊世界到8—14世纪的阿拉伯世界，再到意大利文艺复兴的世界，尽管这些世界迥然各异，但都吸引着血源、宗教、文化各异的才智之士，为促进科学发展，提供了必不可少的、同等自由而又包容的环境。15世纪的威尼斯画派画家乔尔乔纳以其画作《三个哲学家》阐明了地中海历史和人类历史上薪火相传的三个时刻。

科学发现的确立是一种渐进式的长期构建，在取得重大进步和决定性进展之前，既充满了摸索与倒退，也不乏质疑和困惑的时刻。科学无视"先知"的形象，尽管他们被认为大致揭示了科学的真理。教会欲奉盖伦为医学领域的先知，却使他反受其害。虽然他的贡献颇有价值，但在血液循环的历史中，他逐渐阻碍了医学的认识。

我们的工作首先从伯纳德·路易斯的英国史著作《发生了什么？伊斯兰教、西方和现代性》[1]开始。他在此书中对中世纪末期阿拉伯文明衰落的原因进行了考察，并以伊本·纳菲斯之于血液小循环的发现为例，认为这一学说止步于此，原因是阿拉伯—伊斯兰世界不再利于科学发展。

其次，包含着两个我所感兴趣的主题——心脏病学和东西方间的交流史，这一段历史促使我开始了对于不同历史时期知识传承机制和地中海两岸思想传播模态的研究。

---

[1] Bernard Lewis, *Que s'est-il passé? L'Islam, l'Occident et la modernité*, Gallimard, 2002.

顺着心脏病史的道路前行，我感到有一条线索为我逐个揭开已逝时代的面纱，每个时代都为各自的知识难题所困扰。这一漫长之旅充满了历史的更迭与科学的闪光；那些散落在时间长河的灵地，也曾集结过耀眼的医师、学者、哲人和政客，最终却光芒殆尽，化为废墟，只留下过去荣光的余韵。

为何荣光，为何衰落？这是本书的核心问题。一种具有悠久传统的文明，正如西罗马帝国，是如何被剥夺去科学的果实？为何阿拉伯人在公元 8 世纪选择了开启阿拉伯文明黄金时代的希腊科学及理性教育？为何这一辉煌文明到了 14 世纪却光彩不再？西方的科学思想如何产生？又是为何直到 17 世纪人体内的血液循环才被理解？

三大一神论宗教对于科学的影响是什么？以科学来看，它们的地位又如何？我们先以一个现实性问题切入：伊斯兰教从本质上来说是否与现代性兼容？本书无意给出答案，只为提供些许思路。

研究这些问题所获得的愉悦，弥补了我在医学史方面抱有的遗憾。这些知识至为重要，有助于人们理解进步的动因，尤其有助于培养对已有思想观念的批判精神。

（注：关于血液循环的解释图示见彩插页。）

目　录

| 第一章 |

第一条知识链：古希腊—罗马世界

▶▷　希腊黎明之前

地中海是座剧院，血液循环发现史在此上演。事实上，有两个地中海：一个遍布着橄榄树和山脉，另一个满是棕榈林和沙漠。此外还有神秘莫测、恐怖异常的海洋。在成为交通要道之前，大海是一种巨大的阻碍。文明最先形成于江河的沿岸。因为河流可以为生命提供必要的水源；与大海相比，河流的航道水流更容易被掌控。

当时，东部地中海有两条著名的河道：尼罗河绵延数千千米，自非洲腹地发源，最终注入地中海；发源于托罗斯山的底格里斯河和幼发拉底河，绕过山背，奔向印度洋。

驯服河流、控制河水涨退、开凿运河需要一种社会组织，即作为国家核心的政府来领导和规划。尼罗河孕育了埃及；底格里斯河和幼发拉底河则哺育了美索不达米亚。这是文明的两大中心，科学在此得以发展。在周围的草原和沙漠中，游牧者们没有国家组织，也不能容忍任何国家组织，他们的归属感形成于对所在部落的忠诚。落后的贝都因人天性自由，却被埃及和美索不达米亚强加了诸多苦役，比如兴建工程、灌溉农田。故而，他们将这两个地方看作是奴隶的监狱。

在这个深居内陆、静止不变的陆上世界的对面，另一个海洋的、流动的地中海诞生了。这便是希腊和腓尼基。这里，历史仍是地理学的女儿。腓尼基，用费尔南·布罗代尔的话来说："是一个由小港口组成的花环，这些港口背靠山脉，散布于半岛、小岛之上，对于敌对的大陆而言，他们仿佛想要成为异乡人。"[1] 面对环境的敌视，腓尼基转身朝向大海。希腊因为同样的原因，立即紧随其后。就是这样，形成了提供船舶和水手的两个航海地区：黎巴嫩海岸和爱琴海群岛。用他们的船，腓尼基人和希腊人确保了地中海的来往贸易——物品、思想、人力以及生活方式的交换。地中海就这样传递和疏导着不同影响，它的特性也在希腊身上得以展现。为何？大概因为希腊人热衷思想，而腓尼基人则甘心沦为他们宗教信仰的囚徒。

埃及和美索不达米亚是最早发展出科学文明的两个国家，希腊追随他们。这个后来者势必要取其精粹，熔铸于一。

那么问题是，公元前6世纪至公元3世纪，东部地中海海岸上关于医学和心血管系统的知识进展到了何处呢？对此，我们仍身处历史的迷雾中。这一时期的资料十分匮乏，只有法老时代的埃及留下了它的秘密。解密工作有赖于石碑上象形文字的破译以及传世的两卷资料《埃伯斯纸草书》和《埃德温·史密斯纸草书》。木乃伊是另一大信息源，对它的分析能够确定一些医学实践，比

---

[1]　Fernand Braudel, *La Méditerranée, l'espace et l'histoire*, Flammarion, 1985, p. 107.

如穿骨术。

在美索不达米亚与埃及的这场竞争中，前者在代数学和天文学上占了上风，后者在医学上更胜一筹。此外，希伯来人和腓尼基人也没有逡巡不前，他们彼此取长补短。

埃及人大概最先在诊断、预后和医学治疗等方面规定出了理性的步骤。以发现者美国考古学家的名字命名的《埃德温·史密斯纸草书》（公元前3000—前2500年）中，他们论及了诊脉的重要性，且在脉搏与心脏之间建立了联系。另一本《埃伯斯纸草书》成书于公元前1850年，现存于莱比锡博物馆，其中一章名为《医生的秘密：心脏和心脏运动的知识》。此书对心血管系统论述详细，表明埃及人已然懂得心脏与血管之间的关联以及每个器官上的血管分布：肺上有四条血管，上臂上、小腿上各有两条。在埃及人看来，血管运输空气、水和血液。吸入的空气从鼻而入直到心脏，心脏再将其分配给人体诸器官。

心脏除了器官的功能，还被视为智力、感觉和精神的中枢。它是思维和记忆的中心，保留着我们事件和行为的痕迹，如下插图所示，心脏称重的仪式在人死后于奥西里斯法庭前进行。与最后的审判性质类似，"称心"仪式可以评估人在尘世一生中所做的善恶，因为这些善恶被记忆刻写在了心脏上。

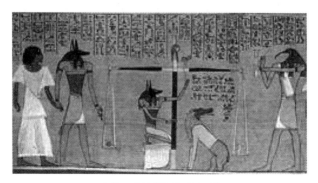

由埃及诸神进行的"称心"

在美索不达米亚，有两种类型的医生。第一种是真正的，叫作"麻生"（asoû）。他们的治疗以药草为主；他们会清洗伤口、包扎，以及用石膏定骨。第二种，更类似于巫师，叫作"阿什坡"（ashipu）。他们的作用是确定主管该疾病的是哪位神灵或魔鬼，治疗方法主要是驱魔法、祷告和符咒。只有当疾病根源显现出某些超自然特征时，这些驱魔师才会出手。其余情况下，人们都将病人交给医生诊治。任何时候都不曾有过"麻生"科学与"阿什坡"科学的混淆，就连祭司也支持病人通过祷告而非医生来治疗。美索不达米亚的医学较为粗浅，与埃及相比，几乎未对后世产生影响。希腊人将埃及医学传承了下来，并发扬光大。

人们对于血液循环的兴趣，始源于公元前 6 世纪至公元前 5 世纪的东地中海，更准确地说是尤利西斯返回伊萨卡两个世纪后的古希腊。正是在爱奥尼亚海岸上，地中海的精神喷薄而出；也正是从希腊人这里，第一条知识链开始了。此链条将经历一个知识丰盈的时期，伯里克利时代的希波克拉底将会登场。两个世纪之后，又是一个成果丰硕的时代，代表人物是亚历山大城的托勒密。

▶▷ 雅典城邦

古希腊人热衷于探索人类处境，他们的求知欲也一直让我们感动。公元前 5 世纪是思想史上尤为丰盈的一段时光，印度的佛教、中国的儒家思想以及波斯的袄教纷纷诞生，希腊思想也处于奠基的时刻。

在古希腊，伯里克利（公元前 495—前 429 年）及其同时代诸贤使雅典的威望大为提高。在这个人才的园地，科学的理性分析首次出现，对心血管系统的最初认识初见端倪。

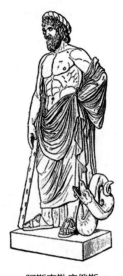
阿斯克勒庇俄斯

但是，在理性医学出现之前，人类一直渴望减轻自身的苦难，逃避可怕的死亡。希腊神话中，塞坦之子——半马人喀戎司职医药。他从小便隐居山间与狄安娜一起打猎，学习植物学，并以药草为服饰。

与其他野蛮的半马人相反，喀戎对人类充满了善意。其他诸神也常将儿子托付给他管教，以便让其全面发展。他就这样成了阿斯克勒庇俄斯的老师，并授予其行医秘术。

最终，阿斯克勒庇俄斯成为医神，却因驱死救生这一违反自然法则的行为而受到严惩：在冥神哈迪斯的要求下，宙斯让他承受雷电之苦。

阿斯克勒庇俄斯有两个女儿：许革亚是健康女神，她掌管公众卫生；帕那刻亚是医药女神，她的名字后来也指万能的解药。

希腊神话之后，巫术的时代来临。公元前 7 世纪，医学传到了阿斯克勒庇俄斯的祭司们的手中。他们集结成群，形成了阿斯克勒庇俄斯学派，从业于宏伟的庙宇——阿斯克勒庇俄斯群庙。群庙散落在一座座小城之中，众小城旁有一口温泉。此外，这里还有祭祀的场所、医疗中心、旅馆和贸易区。其中最著名的一些庙宇位于埃皮达鲁斯、帕加马、科斯岛、尼多斯、以弗所、雅典等城。

最先将医学与巫术相区分的是那些自然哲学家，毕达哥拉斯便是其中之一，如今他以数学家而非医学家为我们所熟知。约公元前 580 年毕达哥拉斯出生于萨摩斯岛，后移居到意大利南部的克罗托内（现在的卡拉布里亚）。

他的弟子——克罗托内的阿尔克迈翁开创了一种实验方法，即对动物进行解剖。他第一个区分了静脉与动脉，并且提出了一种奇特的循环理论："当大脑内的血液撤回到静脉，我们便产生了困意；当静脉中的血液重新返回大脑，我们便因此清醒。"[1]

---

[1] *Histoire de la cardiologie et des affections vasculaires*, éditions Offidoc pour les laboratoires Sandoz, 1975, p. 27.

实际上，古希腊医学真正开始于科斯岛的希波克拉底。他提倡要建立理性医学，并以观察临床体征、环境和饮食疗等方法为主要手段。

科斯学派或心脏理性分析的诞生

科斯岛是雅典联邦的一部分。公元前 5 世纪，联邦思想十分活跃，科斯岛也深受其益。希波克拉底的出生使该岛成为医学的发源地，他完成了由口述医学向书写医学的过渡。这成为医药文献的开端。

关于他生平的传闻并不多，且有真有假，但他的声望却是毋庸置疑的。小他三十岁的柏拉图这样评价："希波克拉底在他那个时代就已被认为是杰出的医学家，好比雅典的菲迪亚斯或阿尔戈斯的波留克列特斯被认为是杰出的雕塑家。"[1]亚里士多德认为他的伟大之处不在于身高，而在于天赋。[2]

希波克拉底（Hippocrate）（公元前 460—前 380 年）出身于显贵的医学世家。他自称是阿斯克勒庇俄斯的后裔。当时，医学知识仅在一些医学世家之间代代相传，严防外人掌握其秘传要术。

但希波克拉底的名望使无数的病人慕名而来，以致他只好开

---

[1] Cité par Jacques Jouanna (p. 27) dans Gremek Mirko D. (dir), *Histoire de la pensée médicale en Occident*, tome I, *Antiquité et Moyen Âge, Seuil*, Points, 1995, chap. La naissance de l'art médical occidental; tiré de Platon, *Protagoras*, 311d–c.

[2] Ibid., Aristote, *Politique*, Ⅶ, 4, 1326 a 15.

宗立派，广泛收纳外族的平民子弟，其中最著名的就是他的女婿波利比。希波克拉底虽被迫打破了家族的垄断，却也采取了预防的措施。他让弟子以自己的名义立誓，好比一种团体契约。这些外族弟子立约发誓，并向他交付相应的学费："医药神阿波罗、阿斯克勒庇俄斯、许革亚、帕那刻亚及天地诸神为证，我愿立誓，并遵守此约。凡授我艺者，必敬如父母。彼有急需，定接济之。视其儿女，如我兄弟，若欲受业，当免费传授……"

雅克·乔安娜强调："只有在特定时期、在明确的社会背景下，这一誓言才会被真正理解。它与医学上的一场革命（从家族垄断到开创最早的医生学校）紧密相连。"[1]

将学派托付给女婿波利比后，希波克拉底离开了科斯岛，来到希腊北部的色萨利定居，最终葬于此地。他的弟子们创立了"教条派"，逐渐将老师的教学思想变成了僵化不变的信条，最终与希波克拉底的批判精神相背离。

《希波克拉底文集》一书，尽管书名署着"希波克拉底"，却是好几代医生的共同成果。在这本书里，只有一章在讲述希波克拉底及其时代。整本书的编纂持续了一个多世纪，希波克拉底不过充当一个整体式的标签。这本专著讲述了一些直到18世纪才被欧洲医生们熟知并应用的普遍规则。

---

[1] Cité par Jacques Jouanna (p. 27) dans Gremek Mirko D. (dir), *Histoire de la pensée médicale en Occident*, tome I, *Antiquité et Moyen Âge, Seuil*, Points, 1995, p.30.

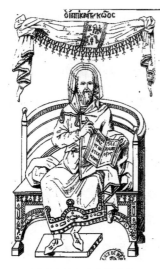

希波克拉底和他的文集

图片来源：©Bibliothèque de l'Académie nationale de médecine (Paris).

希波克拉底的思想是公元前 5 世纪雅典智慧的成果。它拒绝疾病治疗过程中神的介入，排斥属于宗教仪式范畴内的巫术治疗法。希波克拉底学派的医生坚持理性，通过对病人的询问和对病症的临床观察进行治疗。他们借助触诊、嗅觉、听觉（伏贴在病人胸部以耳听诊）来获取疾病信息，每天都对病人的病情做相应的记录。

这种医学的手段主要是预后、观察疗法的疗效，同时使用一种含有矿物、植物和动物的混合药品。让我们来欣赏几句来自当时临床观察和预后观察[1]的名言："锁骨和背上短时间的剧痛，足以致命。""老年人心痛（心区或心前区疼痛）频发，可能导致猝死。""天生肥胖的人猝死的概率比瘦人更大。"他们将某些胸部疼痛与猝死关联，却不了解心脏患病的真正根源。当时不能对死人身体进行解剖——只能解剖动物，因此，希波克拉底学派对解剖学的认知相当不准确。

在《希波克拉底文集》第九卷（利特雷译）中，我们会看到

---

[1] *Histoire de la cardiologie et des affections vasculaires*, op. cit.,p. 20 ; et Littré V, 601 et 647.

一些关于心脏的相当正确的解剖描述："心脏近似锥体，呈深红色。一层光滑的膜包裹着它，内有少量类似尿液的液体，这不免会让人感叹，原来心脏变成了膀胱。"[1] 希波克拉底已经觉察到心脏是一种肌肉，22 个世纪后，哈维用这样的话语向他致敬："最终通过理性，希波克拉底在他关于心脏的著作中宣称，心脏是一种肌肉：因为它的活动、功能都与肌肉相同。"[2]

通过解剖动物，古希腊的医生们发现血液存在于静脉、肝脏和脾脏，同时还发现动脉之中只有空气。由此他们认为静脉传输血液，动脉传输空气。他们还得出了关于左心室的结论："对动物死尸进行解剖，打开左心室就会发现，里面竟然空无一物。"[3] 然而，肝脏和脾脏里却充满了血液，这让他们相信，一些充血器官在血液循环中扮演着重要的角色。

希波克拉底学派并未将血液循环的根源归于心脏，他们对于血管分布的解剖描述也是荒诞的。关于血管系统的系统化问题，有人认为肝脏或脾脏是出发点。其中最荒谬的，要数波利比的观点。他认为，人从头到脚有四对血管，并由此分支到人的双臂，丝毫未曾提及心脏。亚里士多德向此学说提出了挑战，不仅为驳倒前人的谬论，而且意在说明他第一个发现了血管系统的中

---

[1] *Histoire de la cardiologie et des affections vasculaires*, op. cit.,p.19.
[2] William Harvey, *Traité sur les mouvements du coeur et du sang chez les animaux*, traduction sous la direction de Charles Richet,Masson, 1892, p. 120.
[3] Ibid., p. 20; Littré Ⅸ , § 11.

心——心脏。[1]

知识界的震动：亚里士多德

公元前 384 年，亚里士多德（Aristote）出生于斯塔基拉。斯塔基拉原来是希腊的一处殖民地，位于希腊北部的爱奥尼亚，距离阿托斯山数十千米。亚里士多德的一生见证了马其顿王朝的崛起。亚历山大大帝的父亲腓力二世入侵希腊诸城，斯塔基拉是第一个被攻下的城市。当时，亚里士多德的父亲正在佩拉担任国王的宫廷御医，亚里士多德在此地度过了他的童年。二十岁的时候，他移居雅典，进入柏拉图学院学习。因为老师柏拉图送给他"博学者""书虫"的绰号，亚里士多德在学院备受瞩目。在这段时间，他建立了自己的逻辑体系。柏拉图过世后，或许经历了一段学院继任者的派系争斗，亚里士多德带领他的追随者们离开雅典，前往莱斯沃斯岛定居。在那里，他历时五年，潜心研究生物学。之后，他被腓力二世召回，担任亚历山大大帝的老师。亚历山大大帝继位后，他重新返回雅典，并在马其顿王朝的支持下，建立了吕克昂学园。

亚历山大大帝去世后，雅典企图反抗马其顿的统治。由于与马其顿关系密切，亚里士多德被迫逃离了雅典，用他的话说就是"为了不再让雅典人犯下第二次毁灭哲学的罪孽"。公元前 322 年，

---

[1]　Aristote, *Histoire des animaux*, trad. Jeannine Bertier, gallimard,1994.

他到加而西斯后不久，便与世长辞，年仅 62 岁。

哈维在他的书中称亚里士多德是发现心脏在血液循环中的地位的第一人："所有动物的血液在它们的血管（古代人将动脉称为血管）中流动，同时通过搏动传递到全身各处，所有血管的搏动总是同时发生，因为它们都依赖于心脏。心脏永远在运动，这使心脏的运动与血管的运动总是同时发生。"[1]

然而，亚里士多德在某些地方也犯有错误：他认为心脏中有三个心室，也没有区分静脉和动脉，同时认为心脏具有一种"内热"。这些错误直到 17 世纪才被哈维纠正过来。

亚里士多德将心脏和血管系统置于他的生理学体系的中心，称为"热—心中心说"。与希波克拉底学派相反，他认为，感觉器官与心脏而非与大脑相联系。感觉器官的感知，经由充满普纽玛[2]的管道，向心脏传递。普纽玛是心脏中所固有的，它与呼吸的气无关。

亚里士多德的贡献并不限于这些言论和研究。他将医学上升到了科学的高度。他倡导人体理论知识，即解释医学所必需的解剖学和生理学。他提出了推论的方法，认为这是一门科学的思辨基础，并为医学的具体操作提供了必要的原则。

医学实践中的一个例子可以说明亚里士多德对于希波克拉底

---

[1]　William Harvey, *Traité sur les mouvements du coeur et du sang chez les animaux*, op. cit.; Aristote, 3. Animal. Cap. 9. De respir. Cap. 15.
[2]　普纽玛，古希腊语，意为"气息"，指具有生命的物质。——译者注

学派的贡献：因心肌梗死而引起的心源性休克，这种休克会导致血压降低和心跳频率加快。面对这样严重的情况，希波克拉底学派的医生们只会通过预后观察和饮食疗法来对病人进行调理。他们会说："如果您感觉胸口剧烈疼痛，脉搏细弱急促，那么死亡就要来临了。"他们并没有意识到疼痛的根源其实来自心脏，也不明白梗死的发病机制：血栓完全阻塞动脉，形成动脉粥样硬化斑块，从而导致冠状动脉阻塞。希波克拉底学派的医生们身处的时代环境，使他们没能真正找到合适的解决方法，即要疏通起决定作用的冠状动脉。然而，亚里士多德的思想却使我们受到启发。于是，当今的医生们已然了解心源性休克的原理，并找到了适当的治疗方法。

为了理解亚里士多德在理性重建中的作用，我们必须将他与前人——爱奥尼亚的哲学家们以及他的老师柏拉图进行比照。让·弗朗索瓦·何维勒认为，"柏拉图之前的古希腊思想，在大部分言论上，即使不科学，至少也是理性的。一个重要的原因在于，这些思想注重实践——不管人们说什么——还注重观察和实验。柏拉图否认感官的症状，他声称我们要'以精神之眼，而非以身体之眼'，精神之眼看到的事物才是真实，他制造了一种完全不利的氛围"。[1]让·弗朗索瓦·何维勒接着说，"作为柏拉图的对立面，亚里士多

---

[1] Jean-François Revel, *Histoire de la philosophie occidentale, de Thalès à Kant*, Nil, 1996, p. 142.

德从柏拉图的理想主义出发，逐渐转向形成了一种以观察现象、探究事实为基础的哲学方法。而这后一种态度便造成了向爱奥尼亚的经验主义和实证主义的回归"。[1]

亚里士多德的著作逻辑清晰，法度缜密。这既保证了他理性思想的严谨，也促使他发现了前人推论中的谬误。

拉斐尔的画作《雅典学院》呈现的就是亚里士多德与老师柏拉图之间的对立。画的左边是手指天空的白发老人柏拉图，右边是手指大地的亚里士多德。

柏拉图竭力在永恒不变的理念世界中寻找真实。在他看来，我们生活的世界不过是理念世界的投影。相反，亚里士多德认为真实就存在于我们的世界当中，它存在于对法则规则的发现之中，即存在于科学之中。尽管表面上看似对立，亚里士多德实际上仍是承袭了老师的思想，因为通过对事实的观察，他努力揭示的是主宰世界的普遍法则，并从中获得了许多实践的方法。

▶▷ 亚历山大城

关于心脏和血管的解剖学的诞生

公元前 4 世纪的地中海发生了一桩重大的历史事件，其结果

---

[1] Jean-François Revel, *Histoire de la philosophie occidentale, de Thalès à Kant*, Nil, 1996, p. 162.

是雅典科学和医学的重心由此转移到了亚历山大城。

为了完成父亲的遗愿，亚历山大大帝入侵埃及，并于公元前331年建立亚历山大城。接着，他乘胜追击，进攻波斯，却最终逝世于巴比伦。他死后，部将们据城称王，将帝国瓜分为三，分别为雅典、安条克城和亚历山大城。同时，三城之间展开了激烈的竞争。

其中一位部将，曾是亚历山大大帝儿时的玩伴，名叫托勒密。他统治了埃及，并在公元前306年于埃及加冕，获得了救星的名号，史称托勒密一世。与亚历山大大帝一样，托勒密也曾是亚里士多德的学生。他既是士兵，也是历史学家。所有这些都促使他成为一位开明的君王，成为科学与文学的保护者。他建立了托勒密王朝，统治埃及长达三个世纪。首都亚历山大城更是辉煌一时，影响力辐射整个地中海地区。希腊人、犹太人和埃及人各占城市人口的三分之一，它就这样成为一座世界性的大城市。

在雅典曾经的僭主——法勒鲁姆·德·米特里的建议下，托勒密一世于公元前290年建立了一个由亚历山大博学园和亚历山大图书馆组成的大型研究中心。研究中心坐落在皇宫内，俯临港口，彰显了它的重要性。

公元前282—前246年在位的托勒密二世菲拉德尔弗斯延续了其父托勒密一世的开明政治。执政期间，他对亚历山大城进行美化，修建亚历山大灯塔，并进一步整理和完善了父亲执政时保存的图书。为了收藏大量的手稿，他在塞拉比斯神殿——塞拉潘神殿建立了亚历山大图书馆的"子馆"，该神庙坐落在亚历山大城南部埃及区内，距离皇宫很远。

托勒密父子可说是鼓励科学的君王的典范了。他们二人的雄心一目了然：希望将当时所有的学者、作家都网罗至博学园内，将人类所有的书面著作都搜集到图书馆中。公元前 2 世纪，阿瑞斯泰俄斯在一封信中向我们讲述了图书馆的建造过程："法勒鲁姆·德·米特里得到一笔巨款，用来搜罗全世界所有的著作。他组织人或购置，或誊抄，终于出色地完成了这项工作。当然这一切还有赖于国王的计划。"[1]法勒鲁姆请求其他国家的君主向亚历山大城送来所有值得关注的作品，声称这些著作会被暂时借阅，以便誊抄。于是，所有抵达亚历山大城港口的船只上运来的书籍都被没收，然后由专门的职员进行抄录。若有价值，这些原版书籍便被充公，用来丰富图书馆的藏书，其誊抄本则会被船只原路运回。这些书后来被盖伦戏称为"船基底"。

最后，国王还下令在整个地中海世界内搜寻目录中缺失的，尤其是遗散在雅典及罗得岛（这两个地方是当时最大的书籍市场）的珍贵书籍。由于这些大胆的举措，亚历山大图书馆的纸草文书达到了它的最高峰——70 万卷。

---

[1] Mostafa el-Abbadi, *Vie et destin de l'ancienne bibliothèque d'Alexandrie*, Unesco, Pnud, 1992, p. 95, tiré de Lettre d'Aristée, pp. 9-10.

　　此外，通过优渥的政策，托勒密父子为亚历山大城招揽了大批精通古希腊科学的人才：学者们在此食宿免费，不用赋税，而且可以获得高昂的薪水。团体在管理自身事务上具有很大的自主权，团体成员享有一定的特权。博学园，这个由国家资助的团体，展现出一种最具创造力的革新精神，因为它使学者们可以全身心投入自己的研究，不用理会日常琐事。

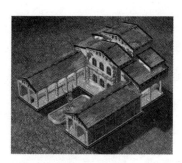

亚历山大博学园

　　古罗马时期的斯特拉波曾参观过博学园，他的描述可为我们略微再现当时的状况："博学园是皇宫的一部分，它由一条柱廊、一条画廊及一座带有公共食堂的宽敞寓所组成，学者们可在此一同进食。在团体内部，就连钱财也是共有的。他们当中有一位祭司，是博学园的首领。在过去，首领是由君主任命。如今则是由奥古斯都任命。"[1]

　　自建立起，博学园便有一支医学学派。该学派继承了埃及医学的理念，尤其在人体死尸的解剖实践方面有突出的贡献。解剖人的尸体一直为"传统的"古希腊人所禁止，但在公元前3世纪上半叶的亚历山大城却曾一度被允许。之后，教会的影响力再次

---

[1]　Mostafa el-Abbadi, *Vie et destin de l'ancienne bibliothèque d'Alexandrie*, Unesco, Pnud, 1992, p. 85, tiré de Strabon, 17.1.8.(C.794)

恢复，允许解剖人尸体的大门再度被关闭。

允许解剖人尸体的这段时期是医学思想发展史上最为关键的时刻之一。亚历山大城的医生们第一次将亚里士多德的主张付诸实践：他们力图整理出一种理论化的医学知识汇编，尽管当时只是为了临床上的实践（预后和治疗），他们这是沿着希波克拉底的道路继续走下去，探索人体的构造和机能（解剖学和生理学）。这些都是希波克拉底学派完全不了解的。波利比写到，在亚历山大城的医学中，"理论的部分（logicon）比饮食学、外科学和药理学都更为重要；懂理论的医生会显得出类拔萃，其声望远远超过实践家；但是，当面对的不是参加讲演的听众，而是一个病人时，他们的问题便暴露了出来。在这种情况下，他们像是一个只会拿书本指挥船只的领航员"。[1]

如果托勒密一世没有在亚历山大城建立医学机构，医学理论可能不会取得如此进展。医学脱离了医生世家，转而在国家机构的领导下发展。在这个机构中，医学研究者们摆脱了过去医学实践上的束缚。

这场医学革命有四位先导者：科斯的普拉克萨戈拉斯和尼克斯的克吕西波斯两位大师以及各自的弟子希罗菲勒斯、埃拉西斯

---

[1]　Cité par Mario Vegetti (p. 69) dans Mirko D. Gremek (dir), *Histoire de la pensée médicale en Occident*, tome I, op. cit., chap. Entre le savoir et la pratique, la médecine hellénistique; tiré de Polybe, *Histoires*, 12,25 d 266 ; Hérophile, fragm. 56 Von Staden.

特拉图斯。他们遵循亚里士多德的教诲，希望通过解剖学和生理学实践，打开人体的"黑匣子"。

普拉克萨戈拉斯（Praxagoras）受亚里士多德的影响，坚持心脏中心主义。他认为心脏是灵魂、思想以及心理机能的中枢，这与古埃及人的观点相同。与亚里士多德不同的是，他没有根据动脉、静脉血管膜的不同，而是通过检验血管内的流动液体，将两种血管区分开来。在他看来，静脉中流动着血液，动脉和左心室中则是普纽玛。不同于亚里士多德将普纽玛看作是先天存在的，他坚信《希波克拉底文集》里的观点，认为普纽玛与吸入的外部空气有关。在他看来，空气由肺部通过肺静脉运输到心脏，在心脏热量的作用下，转化为水汽。然后这些水汽被运送到动脉之中，这就解释了脉搏的现象。在临床学和治疗学方面，普拉克萨戈拉斯坚持了希波克拉底的传统。

克吕西波斯（Chrysippe）名气稍逊。他并未坚持希波克拉底的理念，而是遵循了亚里士多德的教诲。

在允许解剖人尸体的那段时间里，他们的弟子希罗菲勒斯和埃拉西斯特拉图斯在解剖学方面取得了重大成就。遗憾的是，他们的著作都未流传到今天，我们只能从盖伦引述的文字中略窥到他们的思想。

古罗马作家塞尔苏斯为我们提供了他们医学研究的观点："另外，因为疼痛和各类疾病产生于人体内部的某些部位，所以他们认为，要是不了解这些部位，任何人都无法对症下药。这就是要解剖人体，探索内脏和肠道的原因。希罗菲勒斯和埃拉西斯特拉图斯采取的是到目前为止最好的方法：他们对活人进行解剖——这是国王为了他们的实验而从监狱里挑选的一些罪犯——在实验主体仍能呼吸的情况下，他们发现了一直为自然所掩盖的人体部位，他们看到了这些部位的位置、颜色、大小、形状、排布、硬度，以及这些部位的柔软、光滑、连接点，隆凸、褶皱和相互嵌连的方式。"[1]

希罗菲勒斯（Hérophile，公元前331—前250年）出生于小亚细亚的迦克墩城，在亚历山大城从事医学研究。

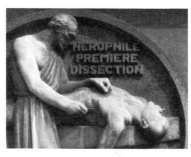

希罗菲勒斯

他是第一个对人尸体进行解剖的医生，其研究引起了同时代人的反感。公众控诉其对死囚进行活体解剖，并这样描述他："一个为探索自然而解剖了六百人的屠夫，甚至导致囚犯因解剖而死。"

塞尔苏斯为他的研究辩护："在罪犯的肉体上为世代无辜者寻

---

[1]　Cité par Mario Vegetti (p. 69) dans Mirko D. Gremek (dir), *Histoire de la pensée médicale en Occident*, tome I, op. cit., chap. Entre le savoir et la pratique, la médecine hellénistique; tiré de Celse, *De medicina*, préface, pp. 23-26, trad. De Mudry 1982, p. 23; fragm. 63A Von Staden.

求治疗之方，绝非残忍之事"。[1]

希罗菲勒斯将"动脉型血管"称为肺动脉，并描述了颈动脉、锁骨下动脉、内脏血管、生殖器血管。他第一个在解剖学的基础上，通过血管膜厚度的不同，而非根据其内容物，对静脉和动脉进行了区分。但在他看来，静脉引导血液的流动，动脉则引导普纽玛的运输。希罗菲勒斯认为动脉中的普纽玛不是由心脏产生的，而是动脉通过呼吸扩张吸入的。

他的主要著作是《论脉》，在书中他以漏壶水钟为工具，对动脉触诊做了极为细致的研究。过去，《史密斯纸草书》记载了许多关于脉搏的论述，且正如我们所见，直到希腊人到达埃及前，依然保存完好。

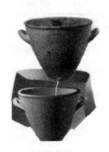

漏壶水钟

希罗菲勒斯摒弃了亚里士多德的"心脏中心"系统学说，主张神经系统学说。他准确地区分出了肌腱神经末梢和纤细的血管，并认为神经系统发端于小脑和脊髓。此外，他还对负责运动的神经和确保感觉功能的神经做出区分。

至于埃拉希斯特拉图斯（Érasistrate，公元前304—前250年），他既是克吕西波斯的弟子，也接受了亚里

---

[1] Cité par Mario Vegetti (p. 69) dans Mirko D. Gremek (dir), *Histoire de la pensée médicale en Occident*, tome I, op. cit., chap. Entre le savoir et la pratique, la médecine hellénistique; tiré de Celse, *De medicina*, préface, pp. 23-26, trad. De Mudry 1982, p. 23; fragm. 63A Von Staden.

士多德的继任者、吕克昂学园主持人泰奥弗拉斯特的谆谆教导。

他与希罗菲勒斯一样是解剖学家，同时也是生理学家。他的主要贡献在于发现了心脏的四大瓣膜及其单向流动的规律。于是，他提出心脏是一个备有单向瓣膜的双联泵。沿着亚里士多德的思路，他认为心脏是动脉和静脉的起源。在他看来，心房并非心脏的一部分，只是大静脉的一种扩张。可以说，他完成了一项关于血管、肾动脉、肠系膜动脉、大静脉、肺动脉以及静脉瓣的解剖描述的宏大工程。

总之，在这段时期，亚历山大城的医生们对当时的医学进行了革命。他们将亚里士多德关于人体理论化知识构建的主张付诸实施。这些对于医学实践的发展实在功不可没。

虽说这些著作大大推动了解剖学的发展，但在论及血液循环的生理学上却有许多的谬论和错误。这些作者正确地区分了静脉和动脉，但却仍然坚持古希腊人的观点，认为静脉含有血液，动脉含有空气。虽然埃拉希斯特拉图斯也承认，在某些极为特殊的情况下，动脉中可以含有血液，比如在受伤时，血液会通过一些特殊通道（共吻合）流向动脉。这些静脉——动脉吻合预示着人体内可能存在一些毛细血管。虽然这些吻合与毛细血管不同，只能在某些情况下从右到左发生作用。通过证明动脉里一直有血液，盖伦解释了埃拉希斯特拉图斯错误的原因：虽然埃拉希斯特拉图斯通过实验证明了切断动脉会导致血液流出，但是他仍然坚信动脉中包含空气。因为受伤时，空气立即从动脉中逃逸造成真空。于是，静脉中的血液通过共吻合进入动脉。可以说，为了使他的生理学系统能够解释动脉伤口处血液流出这一现象，他不得已提出了"共吻合"理论。

亚历山大城的医生们还错误地认为肝脏是将食物转化为血液的器官。在他们看来，大静脉从肝脏向其他器官运输血液：一部分血液经由右心脏通过肺部动脉为肺部提供能量。因此，他们完全误解了肺部在血液氧合作用中所扮演的角色。倘若他们理解心脏收缩和动脉舒张同时发生，便不会将动脉扩张视作一种心脏脉动而引起的消极现象。而这些错误大部分也被盖伦继承了下来。

亚历山大城保留了古代知识学院的组织模式，体现出政治在科学发展中的重要性。亚历山大图书馆被毁坏的时间点及肇事者为谁，至今仍然争论不休。问题的关键在于弄清图书馆是在 7 世纪阿拉伯人进入埃及时被毁坏的，还是更早时就已经消失。[1]

----

[1]　公元前48年，克利奥帕特和兄弟托勒密十四开战，皇家图书馆就此毁于战争中的一场火灾；位于塞拉比尤姆神庙的附属建筑因此成了亚历山大城的主要图书馆。因为地处这一异教神庙，它得以保全，直到狄奥多西（379—395 年）将基督教定为国教，并下令毁掉其他异教庙宇。塞拉比尤姆因此于391年被毁。一些历史学家认为，图书馆也因此被毁坏；另一些则认为，它只是稍微受到损毁。691年，亚历山大城落入阿拉伯人之手；将军阿姆鲁·伊本·阿尔－阿斯曾下令销毁书籍（某些记载与此不符）："因为若它们与《古兰经》相通，则无用；若相悖，则危险。"

▶▷　古罗马和古希腊科学

公元前 146 年，罗马灭亡了世敌迦太基国后，便开始了对于地中海的征服，最终成功占领希腊。

衰败已久的亚历山大城终于在公元前 30 年沦为罗马帝国的一座省城。最后一位法老克莱奥帕特拉的自杀，标志着托勒密王朝统治的结束以及公元前 5 世纪辉煌的雅典时代的终结。罗马人精于行政、军事、司法及建筑，却不擅长抽象思维，创造之火逐渐熄灭。政治动荡使医学重心由亚历山大城转移到罗马。然而，即便是在罗马，医生们仍旧是希腊人，因为罗马人对于医学并无兴趣。

最先于罗马定居的希腊医生们首先受到的是怀疑和敌意。导致希腊医学衰落的老加图曾断言："世界的征服者绝不会被医生所征服"，他给儿子写道，"相信我，如果这群人用他们的文化玷污了我们，我们必将迷失。祸事就是从医生们开始的……我严禁你与他们打交道。"[1]

尽管面临种种阻挠，希腊医学最后还是征服了罗马。希腊语依旧是科学用语，因此那些不懂希腊语的医生断不敢声称是医学

[1] Indro Montanelli, *Histoire de Rome*, Hachette, 1959; tiré de Caton, *De l'agriculture*.

方面的权威。

这一时期的重要人物当数克洛德·盖伦，一位公元 2 世纪来自帕加马的希腊人。但在他之前，还有几位医学先辈亦当载入史册。

塞尔苏斯生于公元前 1 世纪，是个百科全书式的智者。他是医生，更是一位博学者。他的著作之所以重要，并非因为思想独特，而是由于它是一部自希波克拉底以来医学知识的汇编，也是第一部用拉丁语写作的医学书籍。

在塞尔苏斯与盖伦之间，还有其他知名学者：

阿帕梅亚的阿奇格涅斯发明了窥镜，并且第一个区分出了心脏搏动的四个阶段：收缩、停歇、扩张、停歇。

以弗所的鲁弗斯（公元 2 世纪初）论述了鼠疫和麻风，对抑郁症也很感兴趣。他是研究颈动脉窦的第一人。

最重要的人物是迪奥科里斯（40—90 年），他出生于奇里乞亚的阿纳瓦萨，即今天的土耳其南部。我们对他的生平了解不多，仅知道他在尼禄大帝的军队中担任过军医。他曾游历各地，对植物颇有研究，并写了一本植物学专著《药材医学》。此书成为阿拉伯医学以及后来西方中世纪医学的主要来源。书中介绍了来自植物界、矿物界及动物界的 1600 多种物产的医学用法。

亚历山大城时期，解剖学方面取得了很大的进展。然而，自希波克拉底到盖伦这 7 个世纪里，医学知识的发展却乏善可陈，仅在其他领域成果硕丰。

人类对血液循环的认识进展十分缓慢。直到基督教时代的公元2世纪初，希波克拉底的著作仍是医学权威：医生们仍然认为静脉中充满血液，动脉中则充满了空气。他们还认为，在某些病态情况下，动脉可以通过埃拉西斯特拉图斯所谓的周围的共吻合来运输静脉中的血液。

盖伦最终承认了动脉中血液的持续存在，但同时他也荒诞地认为在心脏的室间隔之间有一条通道——这是解剖学的重大谬误，却在西方盛行长达14个世纪之久。

克洛德·盖伦（Claude Galien，129—201年）在他的科学专著中花了大量篇幅描述个人的生活。这使他的作品具有一种人文情怀，即一种对于生命所持有的热情、乐观和纯朴。

公元129年，盖伦出生在小亚细亚的帕加马城，现今土耳其境内。他在当时享有很高的声望。帕加马城内图书馆藏书超过20万册。同时，该城还有著名的医学中心和许多哲学大师，堪与亚历山大城匹敌。

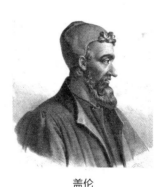

盖伦

图片来源：©Bibliothèque de l'Académie nationale de médecine (Paris).

他的父亲尼孔是一位富有而博学的希腊建筑师，十分重视对儿子的培养。盖伦曾明确说道："我所拥有的巨大财富便是我的父亲，我的父亲最和蔼可亲，最为公正诚实，且最具有人道主义精神。"[1]父子二人一直相处得十分默契："我父亲在几何学、建筑学以及算术学上都极为精通……在我还小的时候，他就为我制定食谱，趋避疾病。"[2]事实上，盖伦直到28岁都患有周期性消化不良的毛病，他对自身毛病的描述让人想起阿米巴病。父亲为他制定了严格的食谱，却在水果方面摄入极少。他的母亲恰恰相反，在对盖伦的教育上并不上心。据盖伦描述，她性格暴躁，爱发火，脾气差："我的母亲，她呀，太爱生气，经常朝仆人们发火，整天大吵大闹，找我父亲的茬，比苏格拉底的妻子赞西配还过分。"[3]

尼孔对盖伦的严格教育，使他在日后成了一名真正具有自由判断力的逻辑学家。他鼓励盖伦博览诸家哲学，却不要盲从于一，让他自由地形成自己的观点，避免落入某一流派的拘囿："你最好不要立刻宣称自己是哪一流派的信徒，要花时间潜心学习，学会去评判诸家不同的观点。"[4]为了了解老师的修养和教学水平，他有时甚至会去听盖伦的课。17岁的时候，这个年轻人由哲学转向了医学，据说是因为他父亲梦见他将来会成为一名医学大家。

---

[1]　Paul Moraux, *Galien de Pergame, souvenirs d'un médecin*, Les Belles Lettres, 1985, p. 35.
[2]　Ibid., p. 36.
[3]　Ibid., p. 35.
[4]　Ibid., p. 43.

在这样一个呵护备至、专注学习的环境里，盖伦发展出了一种极为自恋的人格。在大众看来，他对世事冷漠，唯有追求真理才能激发他的热情。正如他的自述一样："我的父亲教会我蔑视权威和荣耀，只尊崇真理。"[1]他也清楚自己的独特之处："我也不知为何，自少年起，便对众人推崇的名士有着深深的不屑。这到底是神灵启示的指引，还是不羁精神的作祟？"[2]

父亲去世那年，盖伦刚满二十。他继承了丰厚的遗产，并开始了游学之旅。他前往伊兹密尔、科林斯以及亚历山大城，向最知名的大师请教，以完善自己的医学知识。这段经历对解剖学学徒而言非常必要。

九年游学后，二十九岁的盖伦重返帕加马。九年在当时不可谓不长，盖伦却并不急于谋生：他的财产，使他可以继续潜心学习。自他归来后，大祭司任命他为格斗士学校的外科医生。这让他受宠若惊，要知道这一职位历来是由那些年长且经验丰富的医生担任。在"格斗士学校"工作期间，他观察动脉处伤口，推断出动脉中含有血液。

这段时期内，他经常前往希腊诸岛、塞浦路斯、腓尼基以及死海附近进行科学考察，寻找矿物质以及具有治愈功能的药物。

---

[1]　Paul Moraux, *Galien de Pergame, souvenirs d'un médecin*, Les Belles Lettres, 1985, p. 43.

[2]　Ibid., p. 149.

　　在帕加马的四年让盖伦深感这座城市的局限。受雄心驱使，他毅然前往罗马闯荡，此时他已三十三岁。一个偶然的机会让他声名鹊起：他父亲的一位朋友患上了因疟疾而引发的四日热。盖伦准确预料到了该病的发热时间；这样精准的诊断让他的病人以及他的权贵朋友们十分惊叹。

　　在行医的同时，他还当众演示活体动物解剖。这些经验让他成功对神经进行分组，完成尿道结扎，为他的关于某些器官功能的理论提供了依据。

　　但是，他过于耀眼的成功使其他医生更加怨恨和嫉妒，他们讥讽他为"怪论常谈家""奇迹鼓吹者""医学空谈家"。同行与日俱增的敌意迫使他于公元167年离开了罗马。"因为我与他们有过节，还将他们的无知公之于众，我只好离开了那座人口众多的大城市，前往一座人口较少的小城，在那里人人相识，大家都了解彼此的家世、教养、处境、行为举止以及生活方式。"[1]

　　他离开罗马时，罗马城内正流行着一场由东方军队带来的鼠疫；他的恰巧离开在诽谤者口中无疑成为懦弱的表现。关于这次匆忙离开的具体原因，盖伦语焉不详。他曾提到同行对手们的威胁并企图毒害他，这使因为鼠疫流行而提前离开的推测显得更加可信。他不能以身冒险，因为他命中注定身负重任，他的大部分

[1]　Paul Moraux, *Galien de Pergame, souvenirs d'un médecin*, Les Belles Lettres, 1985, p. 100.

著作还未完成。

返回家乡两年后，马克·奥勒留皇帝再次将他召回阿奎莱亚（位于意大利东北部），希望他能随军出征，抵抗日耳曼人。盖伦婉言谢绝，请愿留在罗马辅佐康茂德皇子。他第二次定居罗马，长达三十年之久，先后历经马克·奥勒留、康茂德以及塞普蒂米乌斯·塞维鲁三任统治。这次比第一次定居幸运，盖伦终于有时间来整理他的大部分手稿。

他的著作含有近 500 篇关于医学、哲学和伦理学的专论，部分著作在罗马和平寺图书馆的一场大火之中被烧毁。这场灾难使盖伦在六十一岁高龄时，又花费了许多精力重新补写。如今现存的他的专著一部分是希腊文原稿，另一部分则是阿拉伯语译文。著作太多，其中一些又完成得很仓促，因而有许多错误。

盖伦对其晚年生活记述不多。但他也重蹈了古人的覆辙：贬低新一代人的价值，怀念并大肆鼓吹自己一辈的年轻时代。"当今医学界、哲学界的大部分学者甚至连阅读也不会……这种散漫随便的风气已经开始了好些年头，在我还年轻的那会儿，至少还不会像今天这样。"[1]

盖伦去世于约公元 201 年，逝世地是罗马还是帕加马，至今仍然不明。

---

[1] Paul Moraux, *Galien de Pergame, souvenirs d'un médecin*, Les Belles Lettres, 1985, p. 152.

盖伦的学说

作为实践家的盖伦仍坚持希波克拉底的医学传统。同时，受亚里士多德影响，他认为解剖学和生理学的知识对于医学实践来说必不可少。作为一名"生物学家"，他将紊乱与机能障碍解释为器官的病变。在他看来，解剖学是医学的基础。当时禁止人体解剖，他只能解剖动物，主要是猴子和猪。他将动物的解剖模式推演到人体，这样一来，得出的结论有时不免有所出入。

至于心血管系统，他的解剖学论述还是相当正确的。他描述了心脏肌肉以及它的冠状、动脉及静脉。他对心脏瓣膜运动的观察也十分准确，只是稍有错误：他误以为室间隔可以渗透，且错把心房看作一种大静脉的扩张，而非心脏的一部分。

盖伦的学说被教会的神父们全盘接受，因为他坚信唯一神的存在，这点完美契合了一神教的理念。教会让他家喻户晓，并指定使徒保罗为他的先人，很长一段时间里，反对盖伦就意味着反对教会。

文艺复兴之前，他的著作一直被视为医学权威，后来才受到些许质疑。然而，在历史的法庭上，盖伦成了15个世纪以来阻碍医学发展的罪人，因为他的著作被中世纪学究们所利用。这种引经据典的风气大大妨碍了科学的发展。悖论的是，盖伦还曾以此为戒来警告同行："你的作为和努力不仅是为了书中未曾记载的每一根骨头的具体形状，更是为了让自己成为一个勤勉的观察员。"[1]

盖伦关于室间隔的可渗透性的错误绝不能抹灭他对于医学的重要贡献。

盖伦的生理学说或理性的局限

虽然盖伦的确堪称一位优秀的解剖学家，但他过于丰富的想象力造成了生理学上的许多错误。

他的主要贡献在于切除动脉时发现了血管中仅含有血液。此外，他还区分了静脉血和动脉血。他指出两者的区别在于后者含有更多的"普纽玛"。

盖伦吸收了前人的部分学说，认为血液循环包含两个不同的系统：其一是肝脏周围的静脉系统，其二是左心室周围的动脉系统。源于胃部和肠道的食物经由肝部静脉运输，到达"血液形成化"的器官——肝脏。肝脏再制造出浓稠的、呈深暗色的静脉血。之后，静脉血被运至大静脉，用以给养周边器官。少量静脉血最终进入右心室。其中一部分经由肺动脉运送至肺部。右心室其余部分的静脉血"穿过"室间隔的"小孔"，然后进入固有热量的中心——左心室。在左心室中，血液与来自肺部、经肺静脉而来的空气混合，变得更加清澈，热量更高，泡沫更多：这便是动脉血。动脉血为整个人体运输赖以维生的热量。这是人体内两大分配系

---

[1]　Moraux, *Galien de Pergame, souvenirs d'un médecin*, Les Belles Lettres, 1985,p. 113.

统，它们同时单向地向四周运输血液，一个自肝脏开始，一个自心脏开始。静脉血和动脉血被运送到全身，然后被"消耗"：消耗过程产生的废物由汗液排除。盖伦自始至终都没能领会人体内的血液循环运动。

心—肺循环以及肺—心循环的目的并不在于进行血液氧合作用（即血液的氧化），而在于供养肺部。这种供养形成于"动脉血管"（即我们所说的肺动脉）。盖伦认为这种供养尚不足够，还需一种经由肺静脉、自心脏逆行的供养作为补充。在他看来，心脏为肺部提供充分的养料，而肺部则通过肺静脉为心脏提供"普纽玛"，肺部是如潮汐般不断来回运动的呼吸行为的中枢所在。

盖伦猜测心脏具有自动性，甚至还发现了心脏的两种运动：吸入（舒张）和排出（收缩），但他却搞错了后一种泵的功能。在他看来，心脏向动脉传递脉动，动脉犹如一个风箱牵引着血脉。

15 个世纪后，哈维提出了相反的观点。他认为心脏是一种泵，会产生脉搏，推动血液进入动脉，最终使动脉像羊皮袋一样鼓胀起来。

盖伦在心房的解剖上也犯了错误，他将心房误认为是一种静脉末端的扩张，心脏则只由两个心室构成。在他看来，并无上腔静脉和下腔静脉之分；只存在一个腔静脉，且右心房是其组成部分。然而，他却正确地认识到了心房的作用，即给心室充血。

为说明生命灵气在盖伦学说中的重要性，须将它放置于当时的背景之中。古人惊讶地发现尸体会降温，于是将寒冷与死亡相连，将热量与生命活动（即生命灵气）相关。盖伦认为，左心室不是一种泵，更像一座"锅炉"；它产生热量，动脉则负责传递。这种来自左心房的固有热量是血液、空气及普纽玛三者混合的产物，它经由动脉运至全身各处。在盖伦所有谬论中，这一关于固有热量的学说影响最为久远。这也是哈维书中唯一照单收下的错误（见其书第 15 章），直到他与里奥兰的第二封书信中才纠正过来。

盖伦认为，生命灵气负责传输热量，其模式就像古罗马的公共浴场[1]那样；自然灵气像农田灌溉一般负责供养器官；此外，他还提出了第三种灵气，即动物灵气，这种灵气由生命灵气转化而成，存在于大脑内部的动脉及脑室。动物灵气是人类最为高贵的部分，是灵魂的本质。

▶ ▷　第一条知识链的结束

希腊语是第一条古希腊—罗马知识链的科学语言，知识因它而得以传播。就医学而言，古希腊世界向古罗马世界的过渡是较为温和的，如我们所知，在罗马城里从事医学研究的多是以前的希腊医生。只有一处变化，那就是研究重心由亚历山大城转移到

---

[1]　罗马公共浴场的热水是由设在地下室的锅炉烧好并通过管道传输至浴场里。——译者注

了罗马这座永恒之城。

公元 476 年，罗马的灭亡标志着这一知识链条的结束。3 个世纪以来，古罗马帝国不断衰败，而蛮族[1]势力逐渐强盛；最终，古罗马帝国的最后一位皇帝罗慕路斯·奥古斯都在赫鲁利人的国王奥多亚塞的威逼下退位，后者自称为意大利国王。

这一时期发生了两桩重大事件：其一，罗马帝国于公元 398 年分裂为东西两大帝国；其二，基督教出现，并于公元 312 年被君士坦丁以《米兰法令》予以承认，392 年又被狄奥多西一世定为国教。基督教改变了人们对于病人的看法：医学成为一种同情的实践，一种仁慈的行为。

罗马帝国的灭亡也带走了大量的古希腊—罗马遗产，尤其是科学成果。自罗马灭亡后，关于帝国衰落的原因便一直争论不休。当时，异教徒和基督教徒们相互指责。异教徒认为基督教理应为帝国的衰落负责，是他们让帝国成为蛮族唾手可得的觊觎之物。在他们看来，自罗马灭亡后，基督教仍有恶劣且持久的影响。铁证便是：公元 529 年颁布的《查士丁尼法令》规定，包括柏拉图学院在内的异教徒学院必须关闭；这一做法致使许多学者和手稿都流向了阿拉伯世界。基督教还应为哲学的没落负责：以前哲学

---

[1]　原书使用单词 barbare，该词在西方历史中源于罗马帝国时期对周遭部落和民族的称呼。当时有三大蛮族，即日耳曼人、凯尔特人和斯拉夫人。西罗马帝国最终为日耳曼人所灭。——译者注

为神学之主，现在却沦为其奴。它的教徒还强制要求大众接受纯基督教式教育，杜绝异教文学和哲学的熏陶："同一张嘴，哪能同时高唱基督以及朱庇特的赞歌？"[1]

公元四五世纪的《宗座宪令》写得明明白白："您想了解历史？有《列王纪》可看；您想锻炼口才？去看'先知书'吧；喜欢抒情诗？有《诗篇》啊；关于宇宙学、法学和伦理学吗？那就去看伟大的《上帝法律》吧！"[2]

一些激进的基督教成员并不信奉 11 世纪以前的贤哲。其中最有名的代表要数圣·皮埃尔·达米安（1007—1072 年），他曾毫不客气地说道："柏拉图？我不屑一顾；毕达哥拉斯？我压根不当回事；欧几里德？我同样不予理会。其他所谓的雄辩家和他们的三段论更是不值一提！一个好的图书馆要有《圣经》《新约》《教父传》及几个虔诚作家的作品。这就足够了。"[3]

圣·奥古斯丁（354—430 年）曾对新生的基督教影响重大，且功绩卓著；但就连他也对科学发展几无贡献。

柏拉图坚信真实存在于理念世界，像他一样，圣·奥古斯丁

---

[1] Mostafa el-Abbadi, *Vie et destin de l'ancienne bibliothèque d'Alexandrie*, op. cit., p. 170; tiré de Grégoire le Grand, *Épître*, 13.34.

[2] Mostafa el-Abbadi, *Vie et destin de l'ancienne bibliothèque d'Alexandrie*, op. cit., p.165; tiré de la Constitution apostolique, I.6.

[3] Lucien Jerphagnon, *Les Dieux et les mots, histoire de la pensée antique et médiévale*, Tallandier, 2004, p. 392; tiré du traité de saint Pierre Damien, *Que le Seigneur soit avec vous*.

坚信人类应献身于对上帝认识的求索，因为得救之道就在其中。

面对异教徒的指控，基督教徒们将罗马的灭亡归结于衰老以及堕落的精神，认为是它们侵蚀了帝国。罗马受到蛮族入侵后不久，圣·奥古斯丁便对慌乱不已的民众解释道："你们因世界灭亡而惊讶，就像你们因世界衰老而愤怒。世界像人一样，出生，长大，然后死去。"[1]

此派观点认为，帝国的灭亡根源在于其最后几年的堕落：人人为私、声色犬马、纵情享乐。科学的衰败与此不无关系，事实上，在帝国灭亡前，科学便已大有衰竭之势。

最后，还有一种看法认为，蛮族入侵是罪魁祸首。日耳曼人的不断入侵将西欧从希腊的土壤上连根拔起。大量散佚的手稿、书籍使古希腊遗产最终湮没不见。在此危难之际，基督教趁势组建起稳定的精神结构和框架。

介于两次入侵间的地中海地区的科学

公元 5—7 世纪，即从西罗马帝国灭亡到东罗马帝国被伊斯兰教入侵之间，地中海地区的医学与科学进展如何呢？

西方

西方遗失了大量古希腊文化遗产，科学明显退步。这种衰败，

---

[1] Lucien Jerphagnon, *Les Dieux et les mots, histoire de la pensée antique et médiévale,* Tallandier, 2004, p.359.

正如前文所言，在罗马灭亡前便已开始。

在危急关头，一部分有志学者开始拯救古希腊知识，希望其得以保存。他们是意大利人波爱修斯和卡西奥多尔、西班牙人伊西多尔·德·塞维尔和英国人圣比德。雅克·勒高夫称他们为"欧洲文化群父"，卡尔·朗德称其为"中世纪的缔造者"，这些志士成功在中世纪与古代之间建立了仅有的联系。

古希腊知识以及其有关论著的传世之少说明了古希腊科学的一些分支的湮灭。亚里士多德几乎快要遭到遗忘。然而，这些残留的手稿虽少，却在中世纪初起到了很大的作用。

波爱修斯（Boèce，484—524 年）所在的意大利也曾遭受日耳曼人的统治。东哥特国王狄奥多里克大帝（455—526 年）想要通过传承古希腊—罗马传统来摆脱蛮族文化血统；他颁布了古罗马法律，支持艺术和文学，招揽古罗马精英为其所用，其中就包括兼通拉丁文化和希腊文化的波爱修斯。波爱修斯出生于古罗马贵族家庭，从小信奉基督教，深受希腊文化熏陶，他用拉丁文翻译了许多古代哲学和科学著作。公元 7 世纪以前，中世纪仅有的一些关于亚里士多德的知识以及新柏拉图式的注解几乎都出自他之手。由于被怀疑与拜占庭皇帝勾结，他被狄奥多里克大帝下诏入狱。在狱中，他写下了著名的专论《哲学慰藉录》，以此来获得些许慰藉。公元 524 年，他被处以死刑。直到 11—12 世纪，旨在重新发现希腊—阿拉伯文化遗产的翻译运动兴起时，他的思想才被奉为不容置疑的权威。

狄奥多里克大帝的另一位宠臣是来自卡拉布里亚的博学者卡西奥多尔（Cassiodore，约 490—580 年）。狄奥多里克死后，他远离政权争斗，在故乡卡拉布里亚建立了维瓦罗姆修道院，隐居在此，度过了生命中最后的三十年。同时，他还承担起向蛮族统治下的西方传播古希腊—罗马文化遗产的重任。

由于缺少教师，他就向僧侣们提供自学的书籍，很长一段时间都以图书馆来充当学校。

他的主要著作是《宗教及世俗文献研究》，其中第二部分对僧侣们而言，可说是世俗科学的百科全书。

伊西多尔·德·塞维尔（Isidore de Séville，约 570—636 年）出生于安达卢西亚，并一直生活在此地。作为塞维尔的主教，圣·伊西多尔被同时代人称为"当代最为博学的人物"。他撰写了

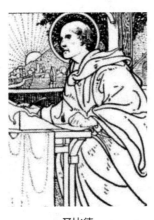

圣比德

一本百科全书式的著作，包罗了当时所有的科学知识。实际上，在他看来，世俗文化对于理解《圣经》实在不可或缺。

英国人圣比德（Bède le Vénérable，672—735 年）是一名孤儿，8 岁时被一位神甫收养。雅罗的修道院遗留着僧侣们曾从意大利带来的古代文化遗产，

他就在那里度过了一生。他被誉为"英国历史之父"，其作品几乎包含了当时所有的科学。

在西方被黑暗笼罩的长夜里，有两束微光仍摇曳不坠：未受蛮族侵略的爱尔兰继续传承着古希腊文化；此外，卡西诺山地区的圣·贝努瓦于公元 529 年建了一座修道院，这座寺院也肩负了科学回归西方的使命。

拜占庭地区

拜占庭地区的科学进展并不尽如人意。在这里，宗教完胜理性，迷信压倒了理性思想。虽说拜占庭取代了罗马，成为商业和政治的中心，却没能成为科学的重镇。

基督教的统治使宗教思想战胜了哲学。希波克拉底和盖伦的医学被视为异端，并被祷告和圣水所代替。英国历史学家诺曼·H. 贝恩斯描绘了当时的场景："公元 4 世纪，君士坦丁堡鼠疫盛行，每天都有大批百姓病死。城中一位医生发现，死亡率最高的人群是常年深居地下室的贫民；他于是断言，疾病必然是因地下室空气流通不畅所致。君士坦丁大帝龙颜大怒：'简直是在亵渎神威！'人类的死亡从来都由上帝而定，怎么会是空气的缘故。然而，这位医生对皇帝的话置若罔闻，仍旧继续行医救贫，最后也染病身亡。正统观念终于获得了胜利！医生之死便是因他亵渎神威所致。"[1]

---

[1] Norman H. Baynes, *The Byzantine Empire*, Londres, Oxford University Press, 1962, p. 23.

亚历山大城

地处地中海另一海岸的亚历山大城此时成了一座信仰基督教的城市。然而，在这里，作为异端思想的古希腊科学较之西方传承得更好。这座城市秉承传统，吸引包括医学在内的不同科学领域的学者和学生前来。亚历山大城的医生在编纂希波克拉底和盖伦的书籍以及迪奥科里斯的药典方面贡献卓著。这次的编纂成果是阿拉伯人入侵后文明传承的火炬，成了后来阿拉伯医生们的主要知识来源。

在古典时代晚期，有三位学者对古希腊医学的保存工作贡献巨大。

奥里巴西斯（325—403 年）生于帕加马，受背教者尤利安大帝之命，负责将盖伦的所有作品，合成一部 70 卷的皇皇巨著，名为《医学技艺丛书》。

亚历山大·德·塔勒斯（525—605 年）整理了盖伦和迪奥科里斯的教学讲稿。

公元 641 年阿拉伯人入侵之际生活在亚历山大城的保罗·埃吉内（690 年逝世），为整理盖伦的著作而编写了《医学七书》。

同一时期，许多其他学者也从事了类似的工作，他们将盖伦的著作整理成了十六份专论，即后来著名的《盖伦十六书》，这本书对后来的阿拉伯人影响很大。

叙利亚世界

叙利亚世界大致位于现今的叙利亚北部，即伊拉克北部、土耳其东南部。公元5—7世纪，许多文化活动发生于此。

叙利亚位于拜占庭与波斯之间，地处商业往来的交通要道。它地处波斯湾、中国和埃及前往小亚细亚的十字路口，成为当时商人的会聚之所、书籍和思想的集中之地。叙利亚各地（如哈兰、昂蒂奥什、努赛宾、埃德萨、柯雷榭、艾因角）的修道院成为众多学派的发展场所。虽然古叙利亚语（一种闪米特语言）是当时的通用语，然其主导文化已深受基督教影响；昂蒂奥什、埃德萨两座城市便是由亚历山大的一位将军所建。[1]

在当时叙利亚众多的医生译者中，最重要的人物要数艾因角的雅各比派教士塞尔吉乌斯。他在亚历山大城长大，在美索不达米亚工作，约公元532年在君士坦丁堡去世。他第一个将希波克拉底和盖伦的书籍从希腊语译成古叙利亚语，对后来的波斯世界影响深远。塞尔吉乌斯作为亚里士多德的狂热信徒，当朋友向他请教盖伦的知识来源时，他答道："所有知识的来源、肇端及原则都来自亚里士多德；不只盖伦，其他医学家以及后来所有的哲学家都是如此"。[2]

──────────

[1]　关于宗教方面，叙利亚当时存在两股潮流：坚持基督只有神性的雅各比派和认为基督人神共性的景教。在后者看来，圣母玛丽亚并非神的母亲，她只是授予耶稣身体，而不授予其神性。如今的叙利亚—伊拉克边境正类似于当初的拜占庭王朝及波斯的萨桑王朝之间的边境。雅各比教徒位于叙利亚，属拜占庭一方；景教徒则位于伊拉克，属波斯一方。

[2]　Ephrem Isa Yousif, La Floraison des philosophes syriaques, L'Harmattan 2003, p. 73; d'après le manuscrit de la BNF syr. 354,fol. 2r. Cf H. Hugonnard-Roche, Aux origines de l'exégèse orientale de la Logique d'Aristote: Sergius de Reshaina, médecin et philosophe, Journal asiatique, 277, 1989: pp. 1-7, 9-10.

塞尔吉乌斯的思想逻辑以及对亚里士多德思想的迷恋影响了当时叙利亚的许多其他学者，尤其是位于叙利亚北部的柯雷树城的雅各比教徒，其中最为著名的是塞维尔·塞伯克特。勒南认为，正是塞伯克特让阿拉伯人认识了亚里士多德。

公元 5 世纪，地中海地区出现了两位比肩的哲学巨人：柏拉图通过圣·奥古斯丁在西方和拜占庭享有盛誉；亚里士多德则在亚历山大城和叙利亚世界被奉为权威。

公元 7 世纪，在阿拉伯—伊斯兰入侵之际，叙利亚让阿拉伯人知道了亚里士多德，并因此催生出伊斯兰教的一个分支：穆尔太齐赖派。这一派坚持唯理教义，为之后 5 个世纪阿拉伯—伊斯兰世界的科学发展开辟了道路。

波斯地区

自公元 2 世纪起便开始统治波斯地区的萨桑王朝（后于公元 651 年被阿拉伯人所灭），希望重拾当年阿契美尼德王朝[1]的风采，再现往日雄威。萨桑王朝兴盛了 4 个世纪，这期间祆教获得了统治者的大力扶持。统治者们积极组织翻译活动，将希腊书籍尽数译成帕拉维语。为避免落下剽窃敌国希腊文明的口实，他们提出了"帝国祆教思想"。该思想声称所有现存的科学都出自琐罗亚斯德之手，只是后来被亚历山大大帝夺取运至亚

---

[1]　西律斯（Cyrus）和达律斯（Darius）身处波斯第一个王朝时期，其中，达律斯执政于公元前 7 世纪，到公元前 330 年波斯被亚历山大大帝入侵。

历山大城，译成了希腊语，并竭力抹去了这些科学中的波斯语痕迹。因此，经翻译而来的希腊语著作中实则还残存有被篡夺的波斯科学。

这次翻译活动在波斯皇帝库思老一世（531—578 年）执政期间达到鼎盛；此外，库思老一世还建立了贡德沙普尔学院，促成了叙利亚、古希腊和印度文明的融合。

叙利亚文明的遗产主要是指叙利亚的哲学家和景教医生们。自从以弗所宗教公会议上景教被取缔，并且公元 439 年皇帝吉恩关闭景教教会之后，景教医生们便携带着手稿逃离了埃德斯，来到贡德沙普尔定居。

希腊文明也遭受了破坏。公元 529 年，查士丁尼大帝关闭柏拉图学院和雅典医学院后，大部分医生、异教徒以及柏拉图学派成员也都逃难到了波斯，主要是贡德沙普尔学院。在这里，他们受到了库思老一世的热烈欢迎。

第三种文明源于印度。库思老一世曾派医生布尔佐伊前往印度誊抄医学手稿。

科学人才的汇聚使贡德沙普尔成为医学史上与科斯岛和亚历山大城同等重要的医学思想中心。

之后，即使在阿拉伯人到来后，贡德沙普尔依旧鼎盛，成为当时最为有名的医学中心。阿巴斯王朝时期，许多医学译者离开贡德沙普尔，移居新首都巴格达，并在此创造出阿拉伯医学和科学的黄金时代。

阿拉伯地区

对于前伊斯兰教时期的阿拉伯医学状况，我们知之甚少。因为贝都因人的传统是口头记事，并未留下文字资料。但大致可以推断出是穆罕默德时期的医学；对于此，《古兰经》和《圣训》中有一些简要的介绍。

当时的医学内容主要包括疾病预防和卫生建议、简单地使用草药以及行按手礼并祷告。

穆罕默德其实早已接触到了希腊医学，因为他身边的名医阿尔哈里斯·本·卡拉达就曾在贡德沙普尔学习，并且救治过波斯皇帝。然而，许多学者怀疑这位医生在历史上并不存在。

| 第二章 |

第二条知识链：
阿拉伯—伊斯兰世界

公元 7 世纪，即西罗马帝国受蛮族入侵两百年后，东罗马帝国也遇到了来自阿拉伯半岛的伊斯兰教的传入。阿拉伯人就此接触并吸收了高等文明的文化。他们以阿拉伯语重拾亚里士多德及古希腊科学，开启了一个新的文明时代。历经两个世纪的伏流蓄势，阿拉伯—伊斯兰知识的江河重新奔涌，由此开始了第二条知识链。

约公元 571 年出生于麦加的穆罕默德，创立了新的一神论宗教，并自称是《圣经》中其余两大宗教（译按：基督教和犹太教）的延续。不同于基督教历经三百年沉浮才成为一国之教，伊斯兰教自建立起，一蹴而成为统治性的宗教。

穆罕默德身具双重身份。一方面，他是传递宗教启示的先知，如同基督；另一方面，他也是帝国的创建者，好比查理大帝。当时，地中海地区最为落后的阿拉伯人忽然异军突起，横扫当时两大最强帝国——拜占庭帝国和波斯萨桑帝国。之后，不到一个世纪，其版图便已东到印度河、西至卢瓦尔河流域。

穆斯林的"入侵"同之前蛮族的入侵一样，都是以少侵多。其余之处，却大不相同。蛮族人最终信奉了高卢—罗马人的宗教：哥特人抛弃了阿里乌斯教，不信教的法兰克人也皈依了天主教。与之相反，阿拉伯的入侵却迫使许多不信教者成了伊斯兰教徒。虽然它宽容对待基督教和犹太教，但是通过吉萨斯（Ghisas）机制——一项为保护自己宗教的强制税收政策，大量异教徒都改信了伊斯兰教。景教教堂虽曾繁盛，最终也因此遭遇了门徒改换门庭。

另外一个很大的不同是语言。日耳曼族过去使用的是拉丁语。拉丁语发音稍加变化，即衍化出不同的拉丁语种。伊斯兰教则强迫信众使用阿拉伯语，以此来取代以往的柏柏尔语、古叙利亚语和科普特语。而后两者也就此沦为礼仪用语。这一现象成为近东史上的一个中转点：从此使用新语言，信奉新宗教，接受新世界观，与过去彻底告别。

入侵埃及、中东和波斯的同时，阿拉伯人还修复了大部分的希腊图书馆，其中包括亚历山大图书馆和具有翻译传统的古叙利亚语中心。阿拉伯科学因此传承了古希腊—罗马世界的科学果实。

漫长的中世纪里，蛮族人几乎冻结了西方文明的进程。与此不同，伊斯兰教为8—14世纪期间灿烂繁荣的阿拉伯—伊斯兰文明奠定了基础，这期间科学与医学也得到了发展。

促进阿拉伯科学与医学发展的条件

在科学与医学史上，我们从未如此深刻地认识到地缘政治的重要性。在阿拉伯的大一统疆域内，学者从萨拉戈萨到撒马尔罕畅行无碍，遍览学府，任访名师，无拘无束。在这广漠的疆域内，学者们说同一种语言：阿拉伯语，这一语言在阿卜杜勒·马利克（685—705年）执政时，被指定为唯一官方用语，大大促进了学者间的交流。

拜占庭和古波斯之间，由幼发拉底河和底格里斯河构成的既有的边界消失了。自亚历山大大帝以来，埃及、新月沃土、波斯和印度首次联结起来了。在阿拉伯帝国的统治下达成的"世界和平"的大环境，使货物、人员和思想在境内道路上可以自由流通，阿拉伯帝国也因此成为中国、印度和西欧之间的国际贸易枢纽。在这片多元沃土上，出现了许多人才荟萃、科学昌明的城市。

一个极为重要的因素加速了知识繁荣：公元751年，怛罗斯之战的中国战俘带来了造纸术。此举的意义不逊于15世纪印刷术的发明、今天的互联网，它加速了专著的传播和学者间的交流。从此天南海北的学者可以就哲学或科学的某些问题进行辩论。例如在10世纪末，比鲁尼（1048年去世）与伊本·西那（1037年去世）就通过书信进行了一场科学辩论。

然而——正如前文所说且全书反复阐明的——科学的发展需要庇护者，需要像托勒密·索戴这样的开明君主来制定政策，招揽科学人才以便协作研究。

伊斯兰世界里，庇护者的角色由阿拔斯王朝最初的几任哈里发扮演，阿拉伯科学黄金时代也由此发端。一直等到先知穆罕默德去世后一个半世纪，阿拉伯世界的第一批科学著作才问世。

公元747年，波斯释奴艾卜·穆斯林发动起义推翻了倭马亚王朝。艾卜·阿拔斯作为穆罕默德的后代，于公元750年成为帝国的统治者，他是阿拔斯王朝的创始人。艾卜·阿拔斯的亲弟弟曼苏尔（754—775年）是王位的继承人。在曼苏尔的统治下，阿拔斯王朝繁荣昌盛，稳定太平。曼苏尔与他的儿子马赫迪是"翻译运动"（将希腊科学翻译成阿拉伯语）的真正发起者。曼苏尔想住在离波斯世界更近的城市，于是从大马士革迁都巴格达。这位波斯精英掌握了阿拔斯的最高权力，备受萨珊文化的熏陶，熟知古希腊科学的译著，精通古叙利亚人所掌握的希腊先进医学。

促进科学发展的一个决定性因素是理性主义有优先权，某些政治原因可以解释这一点：事实上这涉及对宗教斗争的控制。不再允许教会人员自由制定和规定教义立场。不再任由立场不定的领袖通过宣扬宗教主题在群众中树立权威。目标是要巩固宗教权威从而巩固哈里发的政权，使其成为伊斯兰事业的先驱。从此，讨论和理性的方法便自然优先于盲目的宗教。

面对异教兴起，曼苏尔的继承人哈里发马赫迪第一个运用辩证法（le jadal或辩论的艺术）来驳斥异教徒。他命令景教主教蒂莫泰一世翻译亚里士多德的《正位篇》，因为此书向世人传授辩论之术。而后，马赫迪的后代，哈龙·拉希德之子哈里发阿尔·马蒙继续在辩论之术上继续探索。他的母亲是波斯人，阿尔·马蒙也因此深受萨桑文化影响。他和祖父一样，在精通辩证法的穆尔太齐赖派人中寻找理性主义的必要的支持者。为了彰显理性主义，阿尔·马蒙的传道总会散布了一则亚里士多德托梦鼓励他追求理性的传闻："我梦见议席上坐着个男人，他让我心生敬畏且印象深刻。我问他：'请教尊姓大名？'他答道：'哲学家亚里士多德。'我向他请教：'敢问世间何物为妙？'他回答我说：'唯合乎理性之物耳……'"[1]

阿尔·马蒙同时援引敌国拜占庭为例。拜占庭帝国就因为否定了科学与古希腊的理性主义，使其他荒谬的信仰甚嚣尘上，最终走向了灭亡。这种对于宗教的质疑，早在6个世纪前，萨桑王朝的建立者阿尔达希尔[2]的遗嘱中便已显露出了端倪。

在这种新兴的理智氛围下，以信仰和迷信为基础的萨满巫医再无立足之地，这片土地已然准备好在古希腊医学精神的感召下滋养出理性医学。

▶▷ 阿拉伯—伊斯兰医学

阿拉伯—伊斯兰医学不再是先知穆罕默德时期的萨满巫医，它继承了希腊世界的理性科学，以临床观察为基础，盛行于公元

---

[1] Ibn Abi Usaybia, *Uyun al-Anba'fi Tabaqât al-Atibba*, Dar al-Thakafa, Beyrouth, 1987, p. 143. Ilexiste une deuxième version du rêve d'Aristote.

[2] 阿尔达希尔一世，萨桑王朝的建立者，执政于224—242年。他在遗嘱中向后来的继任者们建议："要知道，皇家权威和宗教是一对姐妹，她们相互完美契合。其中任何一个离开对方，都不能继续存在，因为宗教是皇家权威的基础，然后皇家权威又成为宗教的保障。皇家权威离开了它的基础，便不复存在；而宗教离开了它的保护，亦是如此……要知道，一个国家之内，一个非法的宗教领袖和一个公然的政治领袖绝不能共存，否则宗教领袖便会篡夺政治领袖的权力，因为宗教是基础，而皇家权威则是砥柱，且控制基础要好过控制砥柱。"Tiré de Gutas Dimitri, *Pensée grecque*, culture arabe, Aubier, 2005, p. 134.

8—14世纪。它的理论主要来自三大古希腊医师：希波克拉底、盖伦和迪奥科里斯。这三人的学说在亚历山大、叙利亚世界及波斯世界都极具影响力，从此也被伊斯兰教所沿用。

盖伦与亚里士多德的希腊语文集保存在亚历山大城。公元6世纪，艾因角的塞尔吉乌斯便已将《盖伦十六书》翻译成了叙利亚语，此外，他还翻译了许多希波克拉底的著作和盖伦的其他著作。

至于波斯，它将希腊书籍的译本传给了阿拉伯人，并为他们提供了大量的医师、学者。其中大部分来自贡德沙普尔学院。

阿拉伯—伊斯兰医学并不专属于阿拉伯，其影响范围从西班牙一直扩展到了中亚；它也不专属于穆斯林，因为它集聚了分别信奉三大一神论宗教的医生。之所以被这样命名，原因在于它发展并繁荣于阿拉伯—伊斯兰所管辖的地理空间之内。阿拉伯人不仅传承了古希腊遗产，也以自身文明将其丰富，同时也吸收了其他文明。阿拉伯医学不仅为后世留下了大量的临床描述、外科手术技巧和丰富的医书药典，还实现了一个伟大创新：开创了现代医院的理念。

这一时期，古希腊文集中的许多谬误得到了修正。伊本·纳菲斯纠正了盖伦血液循环说中室间隔具有渗透性的错误，并提出了血液小循环的理论。在光学问题上，伊本·阿尔·海森姆（阿尔哈森）与古希腊前辈观点相左。他认为人能视物是因为物体反射的光映入人的眼睛，而非当时人们认为的眼睛发射光线到物体上。伊本·阿尔·拉提夫明确指出人的下颚只有一块骨头，更正了以前解剖学家的观念：下颚是由两块紧密相连的骨头组成的。伊本·阿尔·贝塔尔为药典增补了三百多种新药物。

此外，阿拉伯人向西方传播了一种新的健康理念：规律生活，讲究卫生，注意节制，遵循营养原则。此理念后来被萨莱诺学派继承并发扬。

我们对阿拉伯医学的了解来源于三位科学史家：伊本·阿尔·纳迪姆（去世于 987 年）在其著作《索引书》中罗列了他拥有的所有书目；阿尔·高夫蒂（Al-Kofty，1172—1248 年）撰写了《智者生平书》。此外，医生伊本·尤萨比亚（Ibn Ussaybia）在两位前辈著作的基础上，添加了当代医生的传记——他最有名的朋友伊本·阿尔·纳菲斯却未列入其中。

阿拉伯医院

如果说罗马奠定了公共卫生和城市卫生的基础，那么阿拉伯医学最主要最长久的遗产就是医院。在西方，主宫医院[1]遵循基督教的慈爱教义，成为穷人、饿汉、病夫的避难所；而阿拉伯医院已然具备了现代医疗机构的雏形，拥有齐全的医疗设备和先进

---

[1] 主宫医院，即著名的博纳济贫院，于 1443 年建成，如今药房依旧保存。英法百年战争造成博纳当地百姓贫病交加。战争结束后，为了使贵族重获尊敬，勃艮第大公的大法官尼古拉·罗兰和妻子决定捐建一座专为穷人服务的医疗慈善机构，主宫医院就这样诞生了。——译者注

的临床教学。

第一所医院（波斯语 bîmâristân，bîmar 意为"病人"，istan 意为"地点"）建立于哈里发哈罗恩·阿尔·拉希德（786—809 年）统治时期的巴格达。一直到 11 世纪突厥人塞尔柱入侵，医院在近东地区才逐渐涌现。1154 年，塞尔柱王朝的苏丹努尔丁接管了大马士革之后，在城中建立了著名的努尔丁医院（现为医学与科学史博物馆）。1285 年，马穆鲁克的苏丹阿尔·曼苏尔·卡拉翁于开罗建立曼苏理医院，该医院至今仍然存在。马格里布与西班牙分别于 12 世纪末和 14 世纪才出现医院，是最晚拥有自己医院的国家。安达卢西亚地区起步较迟，说明此前医院的概念已经通过十字军东征传递给西方，而非通过西班牙。

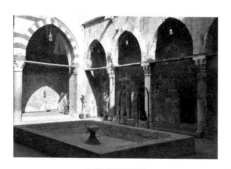

阿勒颇的医院

伊本·哈里·阿尔·巴彦·阿尔·伊斯雷利（去世于 1240 年）的著作详细描述了当时医院的组成。与今天的医院一样，它包括外科、产科、眼科和药房，有些医院还设立了精神科。工作人员在首席医师领导下工作。医师在城市里定居，来医院为病人诊治。

这些医院由瓦合甫制度（一项秉承伊斯兰教慈善教义的捐赠制度）提供资金。

医师在家中向学徒传授理论知识，在病房指导临床实践。起初，只有首席医师才有执业资格。公元 923 年后，实行伊德如萨（Idjuza）文凭，从此医生的认证掌握在穆哈泰希卜（检察官）手中。

阿拉伯药典

药物调制成为当时深入研究的一个领域。亚里士多德学派的哲学家阿尔·肯迪（796—873 年）编写了一部关于药典的专论《解毒论》。书中提到了许多古代知识，其中一些可追溯到苏美尔时期和阿卡德时期。奇怪的是，关于迪奥科里斯的《药物论》在书中却很少提及，只在参考文献中有所标注。

伊本·阿尔 - 贝塔尔（Ibn al-Baytar），1197 年出生于马拉加，1248 年逝世于大马士革，是继迪奥科里斯之后最杰出的药理学家。他的著作《药物学集成》是一部关于希腊和阿拉伯医学作品的汇编；此外他还将自己在非洲、希腊、叙利亚和埃及游历期间，作为开罗草药商的检察员的所见所闻尽录其中。书中所列药物共计一千四百种，其中有三百多种药物是贝塔尔新增补的。这本书籍被认为是阿拉伯人流传于世的最完整的医学著作之一。

解剖学

《古兰经》中并未明确禁止人体解剖，但这项操作长期以来一直是一种文化禁忌，为哈里发们所不认可。然而，除对动物解剖和对墓穴内人体骨骼的研究之外，许多对人体的非法解剖仍旧在私下进行。在这种情况下，我们很

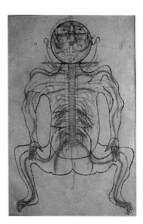

伊本·伊利亚斯的插图

难在阿拉伯学者的著作中找到当时关于解剖学的论述。唯有阿布·穆罕默德·艾卜·阿尔·拉提夫（巴格达，1161—1231 年）例外，他纠正了前文提及的关于下颚的错误观点："我对盖伦前辈充满敬意，但耳听为虚，书不可尽信。我们在开罗墓地亲眼见过无数尸骨，他们的下颚都是由一块骨头组成。"

这些医书通常都专辟章节对盖伦的解剖学说进行论述，但奇怪的是，都缺少插图。只有较晚时期（1396 年）的伊本·伊利亚斯在书中配有一些解剖学的插图，图中人物均呈半蹲姿势；这些插图也成为后来学者们必要的研究资料。

▶▷ 古希腊科学在阿拉伯世界的传承

伊本·西那将阿拉伯医学史分为两个阶段。第一个阶段以希

腊语到阿拉伯语的书籍译事为主；第二个阶段主要是医科流派的创立，即那些对医学发展有贡献的流派。

当然，这种划分并非绝对：翻译时期也有原创作品出现；此外，由于学者研究希腊医学问题的需要，翻译运动也一直在继续。

翻译运动

此次从希腊语到阿拉伯语的医学译介，可以称得上思想交流史上规模最大的知识传播的盛事之一。哈里发们很快便意识到叙利亚人所掌握的希腊医学上的优势，于是制定政策，收集希腊书籍。书籍的来源主要有两个：拜占庭帝国以及阿拉伯所辖领土内的各大图书馆。哈里发率先垂范，于是上行下效，许多高级官员、私人赞助者也以个人名义捐助手稿，支持搜集、翻译工作；此外一些学者因个人研究需要也促进了翻译工作。

书籍的收集被视为国家最高级别的任务。为此，哈里发还亲自给拜占庭皇帝写信求助："伊本·阿尔·马蒙与拜占庭皇帝取得了联系，赠予拜占庭皇帝大量礼物，请求他们捐赠一些藏有的哲学书籍。于是，拜占庭皇帝将柏拉图、亚里士多德、希波克拉底、盖伦、欧几里得和托勒密的作品一并相送。"[1]另有证据也可证明此事："一日，伊本·阿尔·马蒙致信拜占庭皇帝，请求从拜占庭书

[1]　Youssef Eche, *Les Bibliothèques arabes, publiques et semi-publiques en Mésopotamie, en Syrie et en Égypte au Moyen Âge*, Damas, Institut français de Damas, 1967, p. 28.

库中挑选一批古籍引进到阿拔斯。几经犹豫，两国国君最终达成共识。他们选拔了一批学者，包括伊本·优素福·伊本·马达哈、伊本·巴特克、智慧之家的领袖、萨尔曼以及其他学者。这些学者组成了代表团去挑选书籍，同时也趁机从中私自偷取……"[1]

当时坊间还流传着一则轶闻，证明伊斯兰教徒搜集亚里士多德著作之心切："伊本·阿尔·马蒙前来索求亚氏典籍，拜占庭皇帝窘于不知亚氏之书存于何处，随即派人找寻。君士坦丁堡远方有座修道院，院中一僧人向皇帝指明书籍所在。原来，埃莱娜之子君士坦丁大帝执政时（此间，基督教被封为国教），曾将哲学书籍封存于各处，不得开封。皇帝意欲命人找寻，便向僧人询问，自己此举是否犯下了罪过。僧人答道，不然，反而功德无量，因为古代科学会颠覆其国宗教信仰。于是，皇帝命人找到存书之地，果然发现大量藏书，便不加筛选，全部相送，整整用了五匹大骆驼……"[2]

还有一则趣事证明拜占庭人对于理性和科学的不屑大大造福了阿拉伯人："伊本·阿尔·马蒙向塞浦路斯国王提出休战，并向其索求封存于一处隐蔽之地的古希腊书籍。国王召开议会，召集身边大臣和各省议员进行商议；他向诸人询问，是否该将此藏书赠予阿尔·马蒙。众人纷纷反对，唯有一位神父点头称赞。他说道：'此赠不失为妙计，因为理性科学绝不可能在信仰宗教的国家

［1］ Ibn Abi Usaybia, *Uyun al-Anba' fi Tabaqât al-Atibba*, op. cit., tome II, p. 143.
［2］ Youssef Eche, *Les Bibliothèques arabes...*, op. cit., p. 30.

里创立，它只会颠覆政权，引起学者间的论战。'于是，国王最终同意相赠，阿尔·马蒙欣然受之。"[1]

亚里士多德给伊斯兰世界带来了预期的效果。拜占庭僧人及塞浦路斯神父的预谋一变而为伊斯兰土地上绽放的理性花朵。这一策略使阿拉伯人集聚了众多古希腊哲学和科学著作，但唯独悲剧除外：埃斯库罗斯、欧里庇得斯、索福克勒斯从未获得阿拉伯人的青睐。

除大量的古希腊著作之外，叙利亚语、希伯来语、拉丁语、梵文及波斯语五大人类杰出文明的文学著作的译介也在同时进行。

若说书籍多为古希腊著作，学者则以波斯和叙利亚为主。阿拉伯科学由此实现了古希腊、波斯及叙利亚三大文化的融合。

古代至阿拉伯时期知识流派系谱

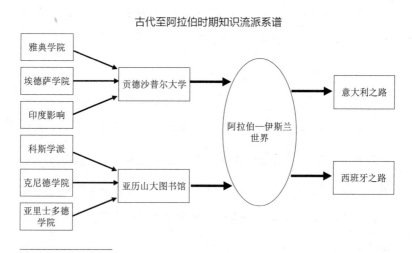

[1] Youssef Eche, *Les Bibliothèques arabes...*, op. cit., p. 29; et Mostafa el-Abbadi, *Vie et destin de l'ancienne bibliothèque d'Alexandrie*, op. cit., p. 183, citant Ibn Nubat.

智慧之家

对于智慧之家（Bayt al-hikma）的论述向来都多有偏颇。一些学者认为，与亚历山大博物馆和图书馆一样，智慧之家像一个科学学院，相当于如今的研究中心（当然这并未得到证实），它集结了翻译运动的大批学者。耶鲁大学教授德米特里·居塔斯最近指出，这种论述较为武断，与现有资料并不相符。在他看来，智慧之家极有可能是一座聚集着许多学者的图书馆，而非一个科学教育学院或者翻译中心。

医生译者

主要的翻译人员是浸淫于希腊文化已久且熟悉希腊知识的叙利亚人。叙利亚人曾先后为波斯和拜占庭帝国所统治，面对阿拉伯的入侵，他们显得有些漠然。此外，阿拉伯人和叙利亚人还有一些共同点：他们同属一个语族，都具有闪米特传统，继承了圣经文化，且耶稣也被视作伊斯兰教的先知。

这种漠然还常表现在面对民族惨剧上。叙利亚人从未想到这是其历史没落的开始，他们的语言将会被阿拉伯语代替；他们的宗教基督教将会被伊斯兰教所废黜；他们的文化最终沦为一种礼仪语言。

医术高明的叙利亚医生很快便被哈里发们慧眼识珠，留置宫中予以重用。作为阿拉伯政权和叙利亚人的中介，他们在教友中声誉日隆。他们的医术有口皆碑，以致巴格达的阿拉伯医生经常抱怨没有病人上门，因为他们一开口，对方便知他们不是贡德沙普尔人，因为几乎所有的叙利亚医生都来自那里。

这些叙利亚医生同时也是哲学家。人们管他们叫"哈克姆"，意思是"智者"。他们的著作中有治疗之方兼养生之道，说教与哲学混杂，不失古希腊的医学传统。盖伦的名言"好的医生也是哲学家"也被奈因·伊本·伊斯哈格翻译了过来。

叙利亚医生与知识分子来往密切。受素以仁慈著称的阿拉伯君主的照顾，他们名利兼得，富贵并收，与当时权宦颇为交好，但依然容易受到攻击。他们的宗教立场让他们不得不看君主的脸色度日，终难逃失宠及牢狱之厄。财产被充公、藏书被掠夺者，大有人在。

不久，因为他们，第二条知识链开始了。

公元765年，哈里发曼苏尔将叙利亚名医吉格斯（乔治）·巴克迪苏传唤至巴格达。这位医生出身信仰景教的著名医学世家，兼任贡德沙普尔学院及医院的领袖。然而，当时他已年过半百，不愿抛妻弃子、背井离乡。他治好了曼苏尔的消化不良之症后，被赏赐一万第纳尔黄金。此外，哈里发还命他翻译一批医学著作。三年后，译事将近完工时，他求哈里发恩准其告老还乡。哈里发趁机力邀他入伊斯兰教，言明死后能入天国，巴克迪苏回答："我更愿与我的先祖葬于一处，他们所在才是我心之所向，无论天堂或地狱。"[1] 哈里发听完一笑，便不再挽留。

吉格斯的巴格达之行改变了其家族命运。巴克迪苏家族本是贡德沙普尔的名门望族，世代饱读诗书、行医救贫；此后，其家族一跃成为长居巴格达的御医世家，专为阿拉伯君主效力，享受荣华富贵；后世流芳者，约计 15 人，直到 11 世纪方才没落。

其中最出名的，莫过于吉格斯·巴克迪苏的孙子若比里尔（加布里埃尔）。他逝于公元 828 年，为《一千零一夜》中的哈里发哈伦·拉希德（766—809 年）担任了二十三年的主治御医。若比里尔也因此积累了万贯家财。有人抱怨国王给御医的犒赏过多，哈伦·拉希德却这样回答："帝国的命运在我手中，我的命运则在若比里尔的手中。"此外，若比里尔还拿出部分家产，用来搜罗、翻译希腊手稿。

与巴克迪苏家族一样，信仰景教的马萨瓦家族也离开贡德沙普尔，移居去了新的都城。阿布·约翰难·阿尔·马萨瓦是著名的眼科医生。他的儿子约翰难·马萨瓦（777—857 年）后因翻译活动在西方以"让·梅叙埃"一名为众人所熟知。他的医学格言汇编《医学格言集》流行于整个中世纪的欧洲。

哈里发哈伦·拉希德将从小亚细亚掠夺而来的希腊书籍交给

---

[1] Ibn Abi Usaybia, *Uyun al-Anba' fi Tabaqât al-Atibba*, op. cit., p. 40.

约翰难·马萨瓦翻译，同时任命他为翻译队伍的组长。阿尔·马蒙派他与其他学者一齐出使拜占庭，搜罗希腊手稿。他本人则意图得到盖伦的著作，尤其是《十六书》。他用叙利亚语教授医学和哲学。在宗教人士的眼中，他是出了名的放浪不检点。他依据伊斯兰教规，娶了四房妻子。基督教会派使团提醒他，耶稣只允许娶一人为妻，他却回答，耶稣要求教徒只能有一件道袍，主教大人却有二十件呢。

他的学生侯奈因·伊本·伊斯哈格（Hunayn Ibn Ishaq，808—703 年）既是医生，也是译者，日后将以"若阿尼迪斯"（Johannitius）闻名于拉丁语世界的欧洲。他是将希腊文明传播到阿拉伯世界的主将。

侯奈因出生于铝希拉（今意大利南部）的一个景教家庭，以阿拉伯语和叙利亚语为母语，他很早还学会了希腊语和波斯语。侯奈因早年在贡德沙普尔学习医学，后为精进技艺，前往巴格达进入最负盛名的约翰·伊本·马萨瓦学校学习。他的传记作者阿尔·坎夫蒂引述说，这段关系以二人的不合而告终："这个铝希拉的伊斯兰教徒（侯奈因）如饥似渴地学习。一天，被他问得不耐烦的老师伊本·马萨瓦大叫道：'这些铝希拉人与医学有什么关系？把他们给我赶出去。'"[1]受辱含泪的侯奈因自此消失了两年，

---

[1] Ibn Abi Usaybia, *Uyun al-Anba' fi Tabaqât al-Atibba*, op. cit., p. 139.

据说是去苦修希腊知识。当他再回到巴格达，他已完成了医学学习，并与老师和好如初。但老师伊本·马萨瓦当初的那声吼叫，使许多铝希拉人转行成为银行家和商人。贡德沙普尔的医生们自此瞧不上他们，就连他们想再学医的后代也多受人白眼。

自移居到巴格达后，侯奈因的声名便引起了哈里发阿尔·马蒙的注意。哈里发将他唤至宫中，让其贴身侍奉，并封他为城中群医之首。他也被遣往拜占庭求取希腊手稿。回国后，他和儿子及外甥合开了一个翻译作坊，专为资助者们（例如巴努·穆萨家族和哈里发）提供服务。侯奈因更多是将希腊语译成叙利亚语，极少译成阿拉伯语，他觉得后者全然不具备科学语言的任何特质。若比里尔·伊本·巴克迪苏对他所译的盖伦解剖学著作极为赞赏，称他为大师，预言他日后将成为第二个艾因角的塞尔吉乌斯。[1]中世纪的一位传记作者总结道："几乎所有流传的医学著作皆由侯奈因所译或订正而成。他清晰、精准的笔触以及对盖伦学说的深刻理解使他的译作颇具研究价值。"[2]

作为名医，侯奈因先后侍奉过多位哈里发，却仍难逃政治风波和君王意志的摆布：他曾短暂失宠，进了牢狱，书也被充公。在监禁期间，他写过一本著作。在书中，他讲述了自己的研究方

[1]　Ibn Abi Usaybia, *Uyun al-Anba'fi Tabaqât al-Atibba*, op. cit., p. 141.

[2]　Mostafa el-Abbadi, *Vie et destin de l'ancienne bibliothèque d'Alexandrie*, op. cit., p.185; d'après Ibn Abi Usaybia, I, 188-9.

法，并将所译之书尽数列出：亚里士多德的《论生死》和《范畴篇》、希波克拉底的《箴言》和《预后篇》，其他古希腊作家如奥里巴西斯的《大汇编》、亚历山大·德·塔勒斯及保罗·戴伊纳的《学说汇纂》。此外，他还重校了迪奥科里斯《药物论》的阿拉伯语译本。然而，他的主要贡献是译介盖伦的书籍。诚然，侯奈因着手翻译时，已有一部分盖伦的著作被艾因角的塞尔吉乌斯和阿玉伯·阿尔·哈布什译过，但侯奈因认为已有的翻译多有缺漏，尤其是阿尔·哈布什的译本。他校正了五十一本旧译，并补译了四十三本新作。

侯奈因的贡献并不止于翻译。他自己还写过一本《眼科问题》，后在 11 世纪被非洲人君士坦丁译成 "isagoge"（绪论），享誉中世纪的欧洲，在很长时期内被当作医学教育的基础知识。

他的外甥胡拜悉（曾译过盖伦的部分著作）和儿子伊斯哈格（曾被父亲引荐阿拔斯宫中，成为哈里发和诸权贵的密友和御医）继续他的事业。他的叙利亚语译作被儿子补全并重译为阿拉伯语。侯奈因·伊本·伊斯哈格还参与了叙利亚语和阿拉伯语的技术、医学和逻辑学的术语词典编纂工作。

▶ ▷　阿拉伯医学的重要学派

根据伊本·西那的划分，翻译阶段之后，便是医学流派的阶段。

公元 8 世纪前，帝国政权高度集中于巴格达，之后便四分五裂；波斯、埃及、马格里布以及西班牙人才辈出，在物质、精神领域各有擅长。在这种竞相繁荣的场面下，阿拉伯化的外国医生创立了许多医学流派，他们将阿拉伯语作为科学语言。我们可大致将其分为四类：波斯学派、开罗学派、安达卢西亚学派和凯鲁万学派。

波斯学派在古代百科知识编纂方面贡献卓著，尤其是盖伦著作的整理。

开罗学派则由于众多发现而被载入史册，比如伊本·哈桑（即海什木）在光学方面的发现，尤其是伊本·纳菲斯对血液小循环的发现。

至于安达卢西亚学派，较为瞩目的是宰赫拉威在外科学上的成就以及伊本·苏尔关于心包炎的临床理论。

最后是凯鲁万学派，这一学派对抑郁症研究颇多，并为意大利南部输送了书籍和人才，促进了希腊—阿拉伯科学向中世纪西方的传播。

波斯学派的医师（波斯四部曲）

该派创始人是阿里·伊本·拉班·塔百里（780—877 年）。他生于波斯塔巴里斯坦地区的马尔瓦，父亲是位犹太教教士。在巴格达定居后，他转而皈依伊斯兰教。他的《智慧天堂》是阿拉伯最早的经典之一，其中论述了解剖、病理学、皮肤病学，还涉及脉搏、放血等方面的知识。他的独创性在于综合了希腊、波斯乃至印度的医学知识。

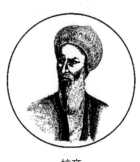

拉齐

他的一位学生以"拉齐"（Razès）之名为众熟知，全名为阿布·贝克尔·穆罕默德·伊本·扎卡里亚·阿尔·拉兹（Abu-Bakr-Mohammed-Ibn zakaria al-Razi，865—932年），该学生的现代性理念令人惊叹。在所有的古代医生中，他与如今教学医院里的医生最相似。他是出色的临床医生、优秀的教师，尤其是一位具有革新精神的主治医生。他还创建了阿拉伯首家医疗机构。

拉齐生于德黑兰以南数千米的雷伊，精通不同领域的希腊科学。他到三十多岁才开始学医，拜在拉班·塔百里的门下。成为雷伊医院的主治医生后，他被委派负责巴格达医院的重建并担任领导。

伊本·尤萨比亚引述的一则轶闻称，王子咨询拉齐何处适合建造医院，拉齐建议在巴格达各个区域内都挂一块肉，选择在肉腐烂得最慢的区域建医院。[1]

---

［1］ Ibn Abi Usaybia, *Uyun al-Anba'fi Tabaqât al-Atibba*, op. cit., p. 343.

拉齐兼具经验主义和理性主义精神，批判前人，拒绝墨守成规。他注重对病人的细致问诊和病症研究，之后才诊断病症，提供药方。他求真务实，有一套很受好评的临床教学法。面对周围学生和助手的提问，他先让年轻人回答，再让经验丰富的人回答，之后自己再进行总结。

拉齐的著作《精神医学》强调疾病治疗时心理和灵魂平静的重要性。他极具洞见的思考显示出广博的临床经验，且总能切中要害："病人要没有康复的意志和意愿，医生也束手无策。"他主张病人的亲属参与治疗过程："病人和亲友要与医生共抗疾病，而非反对他；亲友要将病人状态和行为如实禀告，切莫隐瞒。"[1]

拉齐的哲学名望不及医学名望。反亚里士多德与反宗教的思想为他招来了批评与谩骂。伊本·西那敬佩他的医术，却对其哲学严厉指责："拉齐本可以不去理会那些他无法理解的东西，只要打理药水、应付尿液和粪便就够了。"[2]公元932年，失明的拉齐死于家乡雷伊。

拉齐的科学研究分为两个阶段：他先是研究古代典籍，大多是古希腊典籍，也包括印度、叙利亚与阿拉伯的经典。然后再将丰富的学识运用于实践，并修正理论中的谬误。正是由于拉齐，

---

[1]　Danielle Jacquart, Françoise Micheau, *La Médecine arabe etl'Occident médiéval*, Maisonneuve& Larose, 1990, p. 65.

[2]　Ibid., p. 68.

阿拉伯医学才没有沦为经院哲学，而是成为一门真正的科学。

2006 年，法国国家图书馆组织的一场关于启蒙时代的展览中就有拉齐，他被认为是众多阿拉伯学者中具有启蒙精神的先驱。

他的著作包括 181 种专著，与医学相关的有 61 种。其中两种值得一提，分别是《论天花与麻疹》和《医学集成》。《论天花与麻疹》区分了不同的脓疱性病症，尤其区分了水痘症和麻疹痘症。他关于此两种病症不同发疹阶段的论述细致而详尽，切中要害，堪称临床观察的典范。该书于 1170 年由杰拉德·德·克雷莫译成拉丁语，后于 1565 年在威尼斯出版，直到 19 世纪还常被欧洲人参考引用。

《医学集成》一书（拉丁语译为 liber continens，法语 le continent）顾名思义："一本包罗万象的医书"，或者说是一本意图集合所有医学知识的书。此书是拉齐的遗作，由大臣伊本·阿米德倡议，花重金从拉齐的姐姐处购得手稿和资料，再交由拉齐的学生编纂完成。全书共二十二卷，是一本包罗医学实践与疗法的百科全书。该书是对公元 10 世纪医学知识的汇总；作者不仅对古代知识进行了整理，还从自身经验出发提出评论和意见。书中第七卷专论胸腔、肝脏与脾脏疾病。这本著作在西方非常有名，法国国王路易十一也想一睹为快，但巴黎医学院仅有一本样书可供借阅。经商议后，要国王交付一笔巨额押金，学院方能同意。费了一番周折后，书才被借出。

拉齐逝世的同时另一位阿拉伯伟大医师降生了。阿里·伊本·阿巴斯·玛古斯（Ali Ibn al-Abbas al-Magusi），也称哈利·阿巴斯（Hally Abbas，930—994 年），名字意含"魔术师"，正应验了他出身波斯祆教神职人员家庭后又转信伊斯兰教的经历。关于他的生平我们知之甚少，仅知道他生于阿瓦士。

《皇家医书》即《医术全集》，是他唯一的著作。哈利·阿巴斯将此书题献给科学的守护者、国王阿杜德·道拉，并欲以此整合其时代所有的医学知识。在序言中，作者感慨竟无一本关于古希腊和阿拉伯科学知识的完整之作。他在书中首次对盖伦进行批判，说他著述虽丰，却不全面，他对奥利巴斯和其他阿拉伯前辈也未留情面。最终，哈利·阿巴斯成功汇总了医疗科学，实现了理论和实践之间的完美平衡。直至 17 世纪，《皇家医书》还一直是西方世界的医学教材。

在心血管系统方面，阿巴斯的洞察力尤为敏锐。他专辟一章论述扩张运动（inbisat）和收缩运动（inquibad），即心脏收缩与心脏舒张。他将心脏与呼吸、吸入空气与吐出浊气相联系。他还提到多孔络脉，认为该脉络联结动脉与静脉，引导毛细管血循环。[1]

他具有批判精神，鼓励学生切勿仅限于学习书中真理，而应多去临床实践，多去医院。"学生该做的事，就是常去医院，留心

---

[1] *Histoire de la cardiologie et des affections vasculaires*, op. cit., «La physiologie cardiovasculaire et la cardiologie de Galien jusqu'au xviie siècle», p. 42.

病人病情，多问他们的状态与病症。最后，要能从病症中看到变化，看出好或坏的苗头。学生要能这样做，那他的医术定能大进。"

虽说他的著作巨帙精深，但比起前人拉齐和后人伊本·西那来，哈利·阿巴斯仍不免稍逊一筹。

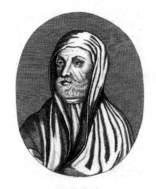

阿维森纳

图片来源：©Bibliothèque de l'Académie nationale de médecine (Paris).

阿布·阿里·伊本·西那（Abou Ali Ibn Sina），即阿维森纳（Avicenne，980—1037 年），有"学者之王"的美誉。他是最著名的阿拉伯医师，在血液循环史上占有一席之地，却与盖伦犯了同样的错误。

他的名字原先译作希伯来语 Aven Sina（Aven 在希伯来语中与阿拉伯语的 ibn 相对应，意指儿子），后又拉丁化为 Avicienne。

他的学生阿布·奥拜伊德·乔司哈尼是其传记作者，曾在阿维森纳身边生活长达二十五年；正是他让后人了解到阿维森纳的生平。他们的相遇具有传奇性：阿维森纳那时作为囚犯，被带去治疗病人乔司哈尼；乔司哈尼是一位狱卒的儿子，患了白喉症，呼吸困难。阿维森纳采用气管切开术，救活了乔司哈尼。"就这样，在格尔干城，二十岁的我遇见了良师益友，智者之王阿布·阿里·伊本·西那。先前的事，都是由他口述；之后的事，则是我亲眼所见。从他救我性命那天起，我就成了他的影子，我的视线只跟随着他。"[1]

阿维森纳出生于公元 980 年，母亲瑟塔莱是犹太人，父亲是伊斯兰什叶派教徒。他的童年在布哈拉（今乌兹别克斯坦境内）度过。家庭教师那迪利教授他不同领域的希腊科学。很快，他便青出于蓝。"老师对我所有的提问，我答得比他还好。于是，我开始独自阅读书籍，查看注释，直至掌握其中要旨……我读托勒密的《天文学大成》，自己解决疑难问题。那迪利本该指点我，结果没了我他反而看不懂了。"[2]

在布哈拉王子藏书丰富的图书馆中，阿维森纳完成了他的学习。早在乔司哈尼前，王子布哈拉便是阿维森纳的仰慕者。阿维森纳曾救王子脱离铅毒之苦，之后才被准许进入图书馆。但阿维森纳的父亲地位尊贵，出入图书馆更有可能是沾了父亲的光。

阿维森纳出生于权贵家庭，父亲是征税官。他原本会子承父业，然而，一件事改变了他的命运：起源于阿富汗加兹尼的土耳其伽色尼王朝入侵。马默德苏丹简直是所有波斯国王的梦魇；他将阿维森纳从土耳其的领地驱逐流放出去。阿维森纳坚信故乡终究会独立，但不祥的感觉一直萦绕心头，他不舍地向家乡瞟了最后一眼：一切都未改变，可在他来看，原先生活的世界已不存在。

---

[1] Gilbert Sinoué, *Avicenne ou la route d'Ispahan*, Gallimard, 1990, p. 207, d'après le manuscrit d'el-Jozjani.

[2] Ibn Abi Usaybia, Uyun al-Anba' fi Tabaqât al-Atibba, op. cit., tome Ⅲ, p. 4.

随后的事情立刻让阿维森纳的预感成为现实：土耳其之鹰占领了布哈拉。伽色尼王性情复杂，他热爱科学，招揽波斯学者英才于左右，如地理学家艾尔·拜鲁尼、诗人艾尔·法尔达乌西。阿维森纳一身傲骨，终生拒绝向土耳其人屈服："西那家的人绝不向伽色尼人折腰。"[1]被迫逃离布哈拉后，他接连漂泊在伊朗各大城市：吉冈、拉伊、哈马丹、伊斯法罕，为那些波斯小国国王效劳。精湛的医术让他被召至君王床边问诊，颇得青睐。这也为他的政治生涯打开了大门，使他跃居高位。

阿维森纳一生未婚无子，仅与亚斯米娜（一位从巴格达皇宫逃出的基督教女子）有过长达九年的情史。1037 年，他死在哈马丹城外的路上，后葬于该城。

据乔司哈尼记载，在伊斯法罕时，他早晨去伊斯兰教医院给病人看诊，下午教授科学与哲学，夜晚则专心写作。周五晚上例外，因为要参加辩论，与他交手的皆是法尔斯省的名士。观看辩论也是君主的一大爱好。

令人称奇的是阿维森纳医术的现代性。他给乔司哈尼做气管切开术，给伊斯法罕王的一个妃子实施剖腹产（伊斯法罕王竟允许他如此救治妻子和王位继承人），还曾为一位年轻士兵实施截肢。在救治低血糖病人时，他将温热的蜂蜜水注入病人直

---

[1]　Gilbert Sinoué, *Avicenne ou la route d'Ispahan*, op. cit., p. 33.

肠。他还曾用浸泡过金鸡纳树皮的热酒治好了一位疟疾发作的病人。

尽管阿维森纳在医学实践上的壮举如此之多，但他仍主要是一位理论家。他的主要贡献是其哲学专著《治愈之书》（或《治愈灵魂之书》）。该书共四部分，分论逻辑（受亚里士多德《工具论》的启发）、身体、数学、形而上学。从中，我们可以发现亚里士多德与新柏拉图主义注释家对他的影响。

他的医学著作《医典》直到17世纪初都还是欧洲大学的基础教材。此书作为已知最早的研究项目，是蒙彼利埃医学院的研究课题之一。与其他前辈一样，阿维森纳部分吸收了盖伦和迪奥科里斯的学说，从而写出了观点独到的《医典》，并大获成功；他对古希腊—阿拉伯知识进行整理的同时，将逻辑学引入了医学推理中。

阿维森纳自己解释道：《医典》书名来源于希腊语 kanôn，意为规则，因为他想为大家提供一套医疗操作的规范，由五本书组成。第一本是对人体、疾病、健康和疗法的概述。第二本是关于医学本质和草药药理学的讲解。第三本是对器官和系统的病理学研究。第四本论述了发烧和毒药的知识，以

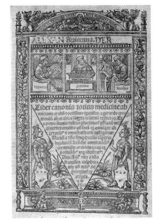

《医典》的拉丁语译本

及外科小手术的技巧。第五本则对药物的名称进行整理。

杰拉德·德·克雷莫在 12 世纪时将此书译为拉丁文，由此传入西方，首部印刷本于公元 1473 年在米兰出版。16 世纪初，安德里亚·阿尔帕戈根据阿拉伯文译出新的译本。公元 1593 年，此书的阿拉伯文译本在罗马出版。

阿维森纳欲效仿亚里士多德重建理性精神，这让他遭到了来自东西方世界的诸多反对。许多理论家著书反对他。其中最有名的是学者撒赫雷斯塔尼。他在自己的两本书里反驳了阿维森纳的重要理论。另一位理论家伊本·艾尔·阿提尔记述了 1037 年的一系列事件，其中提到了该年的死亡名单："六月份，著名的哲学家阿布·阿里·伊本·西那去世，他曾为阿拉·道拉君主效劳。他无疑是位异教徒，因此敢在自己的国家内，写下异端邪书来忤逆神的旨意。"[1]

马吉德·丁·巴格达迪表达得更直白："我在梦中见到先知，我问他：'您对待伊本·西那，怎么看？'先知回我：'他想越过我接触真主，于是我亲手将他毁灭。他就此沉沦地狱。'"[2]

公元 1526 年，西方巴塞尔大学，以帕拉塞尔苏斯之名为人熟知的炼金术师、青春药水的发明者菲利普·奥里欧勒斯·德奥弗拉斯特·霍恩海姆，在大学庭院中架起火堆，痛骂阿维森纳，然

---

[1] Gilbert Sinoué, *Avicenne ou la route d'Ispahan*, op. cit., p. 532.
[2] Ibid., p. 12.

后把一本《医典》的样书烧毁。实际上，他的行为旨在反抗经院哲学，希望同时代的人不再一味研究古籍中的科学。

开罗学派

与波斯的编纂家不同，开罗学派追求创新精神。这一学派中，有两位学者耀眼夺目：一位是血液循环发现史上的重要人物伊本·艾尔·纳菲斯，另一位是先于他两个世纪的伊本·艾尔·海森。

这两位伟人的命运十分相似，他们的成果后来都被别人所掠夺：一个是在血液循环方面，另一个是在光学上。直到几个世纪之后，他们的成果最终才得到了应有的承认。

公元965年出生于巴索拉的伊本·艾尔·海森（Ibn al-Haytham），即阿尔哈曾（Alhazen，965—1040年），在开罗开始了他的职业生涯。他是数学家、天文学家兼物理学家。虽然写过几本医学方面的书籍，却没有任何史料能证明他曾投身于这项科学。他的主要作品是《光学宝鉴》。在书中，他研究了视觉机制，详细地剖析了眼球的各部分结构，并赞同阿维森纳的观点，即图像感知是由于视网膜，而非前人所说的由于晶状体。他认为，光线来自外部，视觉并非如古希腊人所想，是由眼睛照亮物体而产生。此书由杰拉德·德·克雷莫翻译，题为《阿拉伯人阿尔哈曾的光学宝鉴》。它还影响了罗杰·培根与维特洛的研究，直到开普勒之前，在西

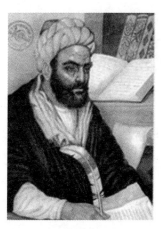

伊本·艾尔·纳菲斯

方都一直都有深远的影响。

伊本·艾尔·纳菲斯（Ibn al-Nafis，1210—1288年）也谈论过上述书籍所论述的同样的主题。以伊本·艾尔·纳菲斯之名而为人所知的阿布·艾尔·哈森·阿拉·艾丁·阿里·本·艾比·哈森姆·卡拉希（Abou-el-Hassen Ala-eddine Ali ben Ebi-Hazem el-Quarashi）无疑是最具革新精神的阿拉伯医师，肺部小循环的发现也要归功于他。大约公元1210年，他出生于大马士革，并在阿尔·努里的医学院学习医学，师从号称"所有埃及与叙利亚人之医"的阿尔·达科瓦。大约二十五岁时，他应苏丹的要求回到开罗，并在那里度过了余生。他在开罗的曼苏里医院（Mansuriya）就职、教学，并由苏丹任命担任该院的主治医师。

与大多数阿拉伯医师一样，伊本·艾尔·纳菲斯还是法学家、哲学家、语言学家和神学家。他出了名的心不在焉，经常陷入自己的沉思，独自梳理自己的想法。据说，他还是个虔诚的教徒，单身且生活优渥。伊本·纳菲斯逝世于公元1288年，享年68岁。他立下遗嘱，将自己的宅邸和书房赠予曼苏里医院。

他出版了许多医学著作，包括《医学百科》《眼科详解》《希波克拉底格言评论集》和《论希波克拉底学派的传播》（论述药用学与药物成分）。

他最出名的著作是《论阿维森纳〈医典〉中的解剖》。书中，他描述了肺部循环，并明确指出了盖伦和阿维森纳的错误。"阿维森纳认为，心脏包含三个心室，这是错误的看法。心脏只有两个心室。右心室含有血液，左心室则含有灵气，二者之间并无任何通道，否则血液就要污染灵魂，使其变质。解剖学也与先前的结论不符。两个心室之间的内壁比其他任何地方都要厚。因此，认为内壁上有孔隙的观点是错误的。他们先入为主地认为，左心室的血是通过孔隙从右心室流过来的。这并不正确，血液是经由肺部到达左心室的，肺部的血液则自右心室而来。"[1]

伊本·纳菲斯对于肺泡中血液的气体交换现象，即肺部血液氧合作用有了模糊的认识："血液自心脏流出，进入肺部与空气混合，得以净化，之后再返回心脏，好滋养心脏中的灵魂。"[2]他进一步明确指出："血液进入肺部，与空气混合，然后再通过静脉，返回到左心室。"在伊本·纳菲斯看来，血液氧合作用就是血液与空气相混合。直到18世纪，拉瓦锡才进一步理解了这种交换的具

---

[1]　Ibn al-Nafis, *Sharah wa Tashrih al-Qanun*, édité par le Haut Conseil à la culture, La Librairie arabe, Le Caire, 1988, p. 388.
[2]　Ibid., p. 387.

体作用，即排除二氧化碳，补充氧气。

伊本·艾尔·纳菲斯还指出了心肌供血过程中冠状动脉的作用，预测到了冠状动脉循环。"除此之外，阿维森纳所说的右心室中血液是用来滋养心脏的说法明显是不正确的。实际上，心脏养分来自渗入心脏内质的静脉血……"[1]

伊本·艾尔·纳菲斯的研究方法是先解剖，后观察。他在著作的开头就十分强调了这种方法的重要性。虽然在认识上仍存在些许偏差——他依旧认为心脏产生热量，并同古人一样，认为是肝脏而非骨髓生产血液——但他还是做出了一个较为中肯的描述。心脏的作用是从空气与血液的混合物之中，生产出动物灵气，再将其输送到各个器官。混合的过程并不是在心脏里完成的，而是在另一个同时满足以下两种条件的器官中进行：这个器官必须接近心脏，并含有许多空气。因为假如它离心脏太远，被心脏加热的血液会很快冷却，从而失去效用。由此推知，这一器官应当是肺部。

他认为，血液和灵气分别占据着两个不同的腔室：含有血液的腔室位于产血的器官——肝脏附近，是心脏的右心室；而含有灵气的腔室即是左心室。从右心室出来的血液，在肺部与空气相混合后重新回到左心室。同时，通过解剖，他进一步确认了心室内

---

[1] Ibn al-Nafis, *Sharah wa Tashrih al-Qanun*, édité par le Haut Conseil à la culture, La Librairie arabe, Le Caire, 1988, p. 389.

膈膜中并不存在孔隙。

他对于血液小循环的论述一直为世人所遗忘。直到 1924 年，埃及医生阿塔维在柏林普鲁士国家图书馆内发现了这本书，并在其呈交给弗莱堡医学院的论文中重新提及了这本著作。这不禁使我们怀疑：塞尔韦特和科伦坡这两位在 16 世纪揭示了血液小循环的西方人是否受到了伊本·艾尔·纳菲斯著作的启发？

凯鲁万学派

凯鲁万学派是东西方之间真正的思想中继站。公元 7 世纪末，阿拉伯人侵占了拜占庭帝国位于非洲的行省（现今突尼斯和君士坦丁地区），并于此建立了伊芙力奇亚的首府凯鲁万城。公元 800 年，哈龙·拉希德任命伊布拉欣·伊本·阿格拉卜为该省总督，并准许他可以自由选择接班人。自此，该家族开始世袭执掌大权，并于后来建立了艾格莱卜王朝。公元 902 年，他们征服并吞并了西西里岛。

公元 909 年，信奉什叶派的法蒂米德人开始掌权，并将西西里岛的艾格莱卜人驱逐了出去，之后持续占领该岛直到 11 世纪诺曼人入侵。他们仿造巴格达图书馆，在凯鲁万城建立了图书馆"智慧之家"。图书馆内的书籍经常被旅客们（如过往的商人、流亡者和朝圣者）抄写，并由他们传播出去。

在凯鲁万学派建立之初，有两位来自东方的医生值得一提。

一位是伊斯哈克·伊本·欧姆拉内（卒于公元 908 年），他师从巴克提斯胡，于公元 887 年来自巴格达。另一位是伊斯哈克·伊斯拉伊力（855—950 年），由艾格莱卜的国王自埃及征召而来。这两位医生的到来引发了学习知识的热潮，同时促进了当地传统医学的发展。这种风气一直持续到 11 世纪初。凯鲁万城充当了伊斯兰世界和南部意大利之间的知识传送带，为西方的基督教世界输送了大量手稿与学者（其中如著名的非洲人君士坦丁）。

在所有凯鲁万的医生当中，最出名的要数伊本·哈扎尔。他师从伊斯哈克·伊斯拉伊力，写了《旅客补给与日间给养》一书。该书的命运可以算作凯鲁万学派命运的一个缩影：此书由伊本·哈扎尔的一位学生引进科尔多瓦，是最早一批由非洲人君士坦丁用拉丁语翻译的医学论著之一。在西方世界，它被译作《旅人的临终圣餐》，并影响深远。

在当时，精神病被西方人视作一种魔鬼附身的现象。与之相反，凯鲁万学派认为这是一种疾病。伊斯哈克·伊本·欧姆拉内受到公元 2 世纪希腊作家鲁夫·以弗所的启发，在《论忧郁症》中提出了一种较为先进的治疗方法。他认为，抑郁症是一种精神疾病，会导致消瘦、疲劳和失眠。他提倡以一种真正的精神治疗法——通过沐浴、在花园中散步和欣赏音乐等方式——来治愈病人，同时建议病人进食鱼类、新鲜水果和少量的红酒。

安达卢西亚的医生

在阿巴斯人发动的欧亚德大屠杀中，有一个人幸存了下来。他于公元750年逃到了西班牙人新占领的土地，在那里安顿下来，并建立起一个王朝，定都在科尔多瓦，这便是安达卢西亚辉煌文明的起源。在阿布德·拉曼三世（912—961年）和哈坎二世（逝于公元976年）的统治下，安达卢西亚文明达到了巅峰。逐渐地，科尔多瓦成了能够与巴格达相匹敌的城市：遍布城中的图书馆藏有成百上千份手稿。为了获取希腊的医学、哲学著作，科尔多瓦的哈里发也经常求助于拜占庭的皇帝。一幅陈列于科尔多瓦卡拉奥拉的油画描绘了当时阿布德·拉曼三世从君士坦丁大帝手中接受礼物的图景：画中的书籍是迪奥科里斯的《药物论》，旁边站着的是尼古拉修士，他与犹太文人哈思岱·本·沙浦路特一起将该书从希腊文译为阿拉伯语。尽管对东方的王朝抱有敌意，安达卢西亚的哈里发们还是经常派遣医师们前往巴格达、埃及、凯鲁万进行学习，而凯鲁万的许多医师也来到阿拉伯占领的西班牙与之交流。

第一代安达卢西亚医生在医学史上没有太过突出的贡献。第一位较为有名的医生是阿布尔卡西斯（Abulcasis，936—1013年）。他生活在科尔多瓦，也被称为阿布·卡西姆·宰赫拉威（Abu al-Qasim al-Zahrawi），与阿维森纳处于同一时代，是一位令人敬佩的外科名医。他介绍引进了许多技术（其中有烧灼法），校准了许多外科手术仪器，并著有《医学宝鉴》一书。此书共三十卷，是一部医学百科全书，于150年后被人翻译，并被蒙彼利埃医科大学和萨莱诺医科大学作为教材，长达五个世纪。阿布尔卡西斯在书中第三十卷论述了外科医学。他以插图形式向读者展示了150—200种新颖的手术器具，同时还介绍了一些新的外科手术方法。

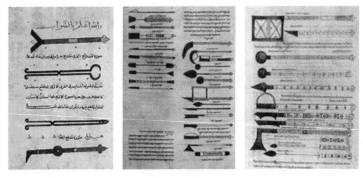

阿布尔卡西斯《医学宝鉴》一书的阿拉伯版本以及希伯来语、拉丁语译本

另一位著名的安达卢西亚医师是伊本·祖尔（Ibn Zuhr），即阿文祖尔（Avenzoar，1091—1162 年）。他出身于塞维利亚的一个犹太医学世家：祖父曾在开罗学习医学，是一位著名的医生。父亲也是医生，所写的几本著作是青年医生学习医学所必需的教材。父亲十分重视对儿子的培养。受家庭影响，阿文祖尔从小便深受医学的熏陶。他的从医生涯开始于塞尔维亚，先

后担任过阿莫拉韦德国王与阿穆哈德国王的御医。阿文祖尔还曾担任过后者的大臣，并跟随他前往马格里布，后又返回到塞维利亚。

阿文祖尔并不像其他阿拉伯医师一样对哲学和其他科学有兴趣，他只对医学情有独钟。人们曾将他与拉齐相比，因为他洞察力敏锐，同时敢于批判古人。他曾在山羊身上实施气管切开术，以便更好地找出开刀的确切位置。

阿文祖尔的名作是《泰西尔》，并将它题献给后辈伊本·鲁世德。他在书中专辟一章论述心脏，并归纳了心包炎各种不同的临床症状。

安达卢西亚的医师之中，最为杰出的是伊本·鲁世德（Ibn Rushd，1126—1198 年），也称阿维罗埃（Averroès）。他以其哲学著作而闻名，出生于科尔多瓦的一个穆斯林家庭，时值阿穆哈德王朝的统治时期。他全面阐释并评述了亚里士多德的著作，被称为"经注者"。他提出了"双重真理"理论，认为存在两种真理：一种是从理性中提炼而出的真理，另一种是宗教真理；两种真理有所区别且相互排斥。有人因此将阿维罗埃视作西方世俗思想之父。在医学领域，阿维罗埃更多是理论家，而非实践者。他意图将最基本的理论知识总结出来，之后再由实践者们加以推演。此外，他还翻译了盖伦的著作，其个人的著作《医学总集》也大大促进了医学的发展。同时，基督教的圣托马斯·阿奎那，以及犹太教的马伊摩尼德也因为他，而接受了亚里士多德哲学。

阿维罗埃晚年失宠，受到阿穆哈德王朝的迫害。之后，政府的管控愈加严厉，迫使许多犹太人和伊斯兰教中的自由主义者流亡他乡。阿维罗埃的书籍被下令烧毁，逐渐为伊斯兰世界所遗忘。然而，他仍然对中世纪的西方世界，尤其对巴黎的各大高校，有深远的影响。皮埃特罗·阿巴诺13世纪曾在巴黎求学，并将阿维罗埃的学说引入了帕多瓦地区。

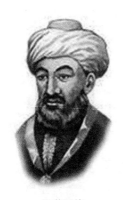

迈蒙尼德

伊本·马蒙（Ibn al-Mamoun），即迈蒙尼德（Maïmonide，1135—1204年），出生于科尔多瓦的一个犹太家庭，跟随父亲拉比·马蒙学习犹太律法。由于阿穆哈德王朝的迫害，他被迫离开家乡，前往福斯塔特城（旧开罗）直至离世。作为名医，他曾为萨拉丁（埃及阿尤布王朝首任苏丹）治疗病症。他的医学著作旁征博引，却少有独到的见解。他与阿维罗埃一样，是一位杰出的思想家。他的宗教哲学著作《困惑者指南》在当时有很大的影响。该书以一种教导学生的形式，指出理性与神的启示可以互补，哲学与信仰并不矛盾。

▶▷　第二条知识链的结束

如果说西罗马帝国的崩溃导致了第一条希腊—罗马知识链在公元 479 年的戛然而止，那么阿拉伯—伊斯兰世界的知识链的中断却不是由于某一确切的历史事件所造成的。它是由一系列较为隐蔽的、渐进性的衰落所引发的，且直至今天，这种衰落的过程仍在继续。

自公元 8 世纪起，基督教与伊斯兰教之间爆发了激烈的竞争。两种宗教有共同的使命。它们积极传教，分别向世人传播各自的意识形态，并给予他们启示。冲突自然不可避免，且自古以来，地理位置始终加剧着两者间的对抗。按照杰尔曼·狄丽翁的说法，两者间的长期冲突使他们最终成了"互补对手"，彼此之间无数次交流也大大促进了各自的发展。

出乎所有人意料，辉煌灿烂的伊斯兰文明并未一直持续下去，反而走向衰落，并最终被西方基督教所取代。"从前的学生成了老师，老师变成了学生"，贝尔纳·李维斯这样总结道。这位英国的东方学家认为，血液小循环的探索历史表现出阿拉伯科学的衰落："若非阿拉伯的土地贫瘠，不再利于科学发展，还有什么其他原因能解释伊本·纳菲斯的发现竟遭后人遗忘的事实呢？"

14 世纪被公认为伊斯兰世界科学衰落、思想停滞的开端，尽管后来伊斯兰世界仍在政治军事上取得过诸多成就，例如奥斯曼帝国与莫卧儿帝国的对外征战。关于这一衰落，人们曾提出过各种各样的解释，如蒙古人在 13 世纪的入侵、人们放弃对《古兰经》的阐发与解释、美洲的发现为西方人带来了黄金和原料，却经常忽略了最为重要的一点：西方在面对伊斯兰文明时觉醒了。这就好比在地中海这间密室中，希腊人、拉丁人、阿拉伯人三者之中，只有一个能脱颖而出，一方的崛起必然表现为另外两方的衰落。

关于其衰落的第一种解释是，新的海上航线的发现使欧亚间的国际贸易不再途经地中海，中、印、欧之间的商业贸易不再经过伊斯兰国家。不过也有人反对，认为海上新航路发现于 15 世纪，阿拉伯世界在此前就已经衰落。因为直到 1498 年，瓦斯科·达·伽马才绕过非洲好望角抵达印度。而那时阿拉伯世界早已开始衰败了。

另一个经常被人提及的原因是阿拉伯人对于"伊智提哈德"（努力思考）的放弃。塞尔柱帝国的突厥部落占领了亚细亚高原，首领图赫里勒·贝格于 1055 年在巴格达掌权。塞尔柱人甫一上位，就扼杀了伊斯兰教徒的创造力。他们禁止教徒对《古兰经》进行阐释，迫使他们放弃思考，不再允许其评述、分析、讨论《古兰经》中的要义。自此以后，人们仅是鹦鹉学舌、死记硬背，致使许多思想创造的活动受到阻碍：字句的音乐性胜过字义，诗歌比思想更加重要。同时，塞尔柱人的入侵也造成了穆尔太齐赖派的理性主义潮流的终结。

还有人指出，东西方同时入侵是阿拉伯—伊斯兰世界衰落的原因。当时，伊斯兰世界受到西班牙的入侵，阿方索六世成功占领托莱多。之后，1099 年，十字军以解放基督之墓的名义，进攻耶路撒冷。与此同时，来自东方的蒙古人入侵近东地区，并于1258 年占领了巴格达并焚毁了城中的图书馆。但这种观点不妨颠倒过来，这一系列的入侵更像是阿拉伯世界衰落的后果，而非诱因。

有人认为，在希腊理性哲学与《古兰经》启示之间不平等的对抗中，理性哲学不知不觉败下阵来。伊朗裔法籍哲学教授穆罕默德－雷扎·法萨伊认为："从公元 6 世纪起，《古兰经》（S53,VI-11）一直就强调神启至上，认为心灵优先于理性。"[1]他强调说："《古兰经》无所不包，也就是说《古兰经》之后，再也没有了革新。因为《古兰经》已经恰当地将一切论述完备：我们的《古兰经》（S6,V38）没有遗漏任何东西。"[2]其实，这样的说法也有失偏颇：因为《古兰经》也强调科学研究和科学思考。比如"怎么，您不

---

［1］　Mohamed-Reza Fashahi, *Aristote de Bagdad. De la raison grecque à la révélation coranique*, L'Harmattan, 1995.

［2］　Ibid., p. 27.

思考一下吗？"[1]这一句话在经书中就出现了 13 遍。Akl（智力）和它的派生词在书中则反复出现了 48 次。

有一种社会学解释还认为，衰落的原因在于缺乏自由精神的阿拉伯—伊斯兰世界扼杀了大众的创造力。贝尔纳·李维斯进一步认为："阿拉伯世界严重缺乏自由——受教条束缚与审查制度桎梏的思想自由，受腐败所困的经济自由，受男性压迫的女性自由，受暴政之苦的民众自由。"[2]

如果说亚里士多德的思想是科学的载体，亚历山大派学者却经常喜欢用"经院哲学论"来歪曲他的思想：学究派鼓吹研究科学真谛的方法是研习古籍，而不是观察世界，他们仅仅满足于讨论和分析文本。亚历山大城的二流学者们发明了这种方法，之后，阿拉伯人又对此趋之若鹜。

历史学家穆斯塔法·阿巴迪评价道："作者们致力于解决书本上提出的问题，而不去攻克基础的科学问题。"[3]他评判道："亚历山大派学者的研究方法必将给阿拉伯科学招致不幸。"[4]因为（阿拉伯）知识分子不知道如何超越自身，不知道要在观察和实验的基础上才能创造真正的科学。

---

[1] Ibid., p. 28.

[2] Bernard Lewis, *Que s'est-il passé? L'islam, l'Occident et la modernité*, op. cit., p. 221.

[3] Mostafa el-Abbadi, *Vie et destin de l'ancienne bibliothèque d'Alexandrie*, op. cit., p. 189.

[4] Ibid., p. 187.

后来，西方基督教世界终于逐渐挣脱了经院哲学这一枷锁，建立起真正的科学体系。

其实，阿拉伯世界衰落的真正原因有可能在于，一种文明最终必然会消亡。14世纪历史学家伊本·赫勒敦认为，衰落的文明如同人类一样，会逐渐失去元气与活力。他将文明的周期分为四个阶段：第一个阶段，文明的缔造者入侵已存在的文明；第二个阶段，建立国家机构；第三个阶段，文学艺术有所发展；第四个阶段就是文明的衰落期。无独有偶，圣·奥古斯丁也如此解释罗马帝国的衰落。

总而言之，突厥人的成功入侵使东方的自由思想彻底失去了其政治上的庇护者。塞尔柱人是虔诚的伊斯兰信徒，他们坚信已拥有了所有的宗教知识，不存在更多精神思辨的余地。他们创办伊斯兰学校，指导学生学习，并传播陈旧的传统宗教。哲学和医学不再受到重视，科学则更加沦落——只保留了天文学与数学，用以迎合宗教需求。

自此，哲学只能幸存于安达卢西亚国内，不断发展，并到阿维罗埃时期达至巅峰。之后，庇护者阿布·雅库布·优素福的去世，使神学的力量更为强大。自由思想在伊斯兰文明的土地上不再受到政治上的保护，在世俗社会里也未能得到良好的传承。

一个悲剧性的悖论是，正是在阿拉伯科学和哲学滋养西方世界的时候，它们自身却日益地衰败。伊斯兰世界愈加自我封闭，对拉丁世界的思想成果漠不关心，拒绝一切外来的影响。然而正是这些外来的影响，让初期的伊斯兰文明创造了辉煌。

| 第三章 |
第三条知识链：西方基督教世界

历经近千载的漫长黑夜后，西方基督教世界于公元 11 世纪开始了它的觉醒。人口增长、农作物生产方式的改进、基督教精神控制的加强、城市（尤其是意大利商业城市）的出现以及个人从集团和部落残害中解脱，种种原因均促成了此次的复兴。

此时的西方需要一种科学。这种科学早已存在，它就在地中海的另一岸，即经由阿拉伯人传承并丰富的古希腊科学，此后被称为"古希腊—阿拉伯"科学。公元 11—12 世纪，一些学者将希腊语和阿拉伯语书籍译成拉丁语，古希腊—阿拉伯科学就此传入中世纪的欧洲。随后，它又经 13 世纪的一些大学传播扩散，为文艺复兴播下了种子。

文艺复兴的璀璨掩盖了中世纪末期智力成果的光芒。说到底，文艺复兴不过只是果实，其精神和思想的种子皆自这一时期萌芽。

随着古希腊—阿拉伯科学在西方世界的传入，第三条知识链开始了。

▶▷ 古希腊—阿拉伯科学在中世纪欧洲的传承

科学从阿拉伯世界向拉丁世界的传播历史意义重大，其传播路径主要有两条：诺曼底众王国中的西西里岛和收复失地运动的西班牙。

就意大利之路而言，有两个地方和一位人物需要特别注意：主要地点是蒙泰卡夏诺的修道院和萨莱诺学院（古希腊—阿拉伯手稿于公元 9 世纪经由丝绸香料之路传入，并在这两处被翻译、研究）；主要人物是非洲人君士坦丁。

另一条传播之路是西班牙，传播地点主要是加泰罗尼亚的修道院（如圣玛利亚的本笃会修道院）和著名的翻译学院（如布尔戈斯、塞维利亚、托莱多等）。

阿拉伯—伊斯兰世界和基督教欧洲世界的第三个联系区域是十字军东征催生下的东方拉丁诸国。但是，这一交流仅限于军事交锋，除促进医院概念的推广外，对其他知识的传播作用极小。

南意大利：第一条传送带

诺曼底诸王成为沟通东西方的一座桥梁，这是自发而为，非外力使然。从前，有个五十来人的诺曼底骑士团。一次，在朝圣归来途中，他们路经南意大利的萨莱诺，帮助当地居民抵抗了阿拉伯人的入侵。伦巴第的首领有感于他们的英雄事迹，意欲聘请他们做雇佣兵，却被拒绝。随后不久，骑士团吸纳了新成员，力量再次壮大；他们返回并统治了此地，自立为王。这便是地中海地区诺曼底历史的开端。诺曼底人促成了地中海三大文化（拉丁、古希腊、阿拉伯）在南意大利的融洽共存。他们发现了灿烂的阿拉伯—伊斯兰文明，并被东方深深吸引，遂吸取拜占庭和伊斯兰的建筑和艺术，建立了自己的宫殿和宗教建筑。

到施瓦本王朝时，诺曼底人对东方的迷恋达到了巅峰，最著名的代表要数神圣罗马帝国的皇帝腓特烈二世（1194—1250年）。他的母亲出身于诺曼底王室，父亲是腓特烈一世的孙子。作为南意大利的子孙、地中海的儿女，腓特烈二世也是文艺复兴的一位先驱，他聚集英才，吸纳大量诗人、学者，为艺术和文化的发展开辟了道路。如今，普利亚大区的城堡和教堂依稀可见当年的风采。

腓特烈二世热爱科学，建立了那不勒斯大学，并大力扶持萨莱诺医学院的发展。他颁布翻译和购书政策，组建译者队伍，其中最著名的是米歇尔·斯科特。腓特烈二世在西西里岛长大，长期受撒拉逊文化熏陶，他讲阿拉伯语，同时与埃及哈里发卡米尔保持友好关系。在一次和平的十字军东征期间，卡米尔允许其收回基督的坟墓。这次十字军东征被方济各会教众和教皇格雷古瓦九世（此人曾两次将腓特烈二世解除教籍，称他是"反基督教者""世界末日的蠢货"）讥讽为和平的假象。

腓特烈二世将伊斯兰教众从西西里岛转移至普利亚大区北部的卢切拉，创造出一块伊斯兰飞地。[1]在飞地内，诸清真寺塔正好耸立在罗马教皇领地的对面。通过天才般的政策，他成功将死敌伊斯兰教众转化为忠诚的下属。腓特烈二世大力发展此地经济，并定居于此直至逝世，之后其遗体被转运至巴勒莫大教堂。他麾

---

[1]　飞地，一种特殊的人文地理现象，指隶属于某一行政区管辖但不与本区毗连的土地。——译者注

下的许多谋士都是信奉什叶派的撒拉逊人。

腓特烈二世的私生子曼弗雷德·蓝西亚继承了他的事业。蓝西亚写了《致巴黎大学书》，为学习阿拉伯科学和文化进行辩护。他最终死于贝内文托战役（在教皇要求下，路易九世的兄弟夏尔·昂儒与其交战，并声称要将其"送卢切拉的苏丹进地狱"）。

在南意大利，卡拉布里亚地区的维瓦侯姆修道院和蒙泰卡夏诺修道院，成为公元 6 世纪医学向西方世界回归的桥梁。

蒙泰卡夏诺

公元 529 年，圣·贝努瓦在异教寺庙的旧址上建立了蒙泰卡夏诺修道院（位于那不勒斯和罗马之间）。本笃会的教规借鉴了东方禁欲僧侣制度，尤其受到生

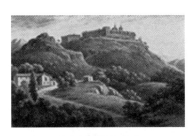

蒙泰卡夏诺修道院

活在埃及沙漠的圣·安东尼的影响。圣·贝努瓦本人从事医学，治疗过许多疑难杂症。蒙泰卡夏诺修道院的僧侣参与建立了欧洲的第一所医学院校——萨莱诺医学院。

萨莱诺医学院

萨莱诺医学院建立的具体时间，现今已很难断定，大概介于公元 9—10 世纪。公元 11 世纪，非洲人君士坦丁的到来使该学院开始迅速发展。他通过翻译自己带来的医学文集，为该院引入了

古希腊和阿拉伯—伊斯兰医学。

　　受坚持亚里士多德传统的哈利·阿巴斯作品的影响，萨莱诺的老师们认为解剖学和生理学的理论知识对于医学实践必不可少。因此，使其医学上升到了科学的高度。

　　萨莱诺医学院最著名的作品是坚持希波克拉底传统的让·德·米兰的一首诗，此诗阐明了学院的医学智慧。作者以浅显易懂的方式，讲述了受阿拉伯医学精神启发的身心保健原则。此外，我们还能从中了解到放血的技术和治疗的细节。

　　萨莱诺医学院很快便在欧洲医学界声名鹊起。与此同时，对十字军东征时期自东方返回的船只上的大量伤员的诊治，进一步丰富了医学院在外科医学上的经验。

　　彼时，那不勒斯已建立了大学，而萨莱诺医学院的研究则仍在继续。然而，由于研究方法上的因循守旧，萨莱诺的地位很快便一落千丈。尽管意大利和欧洲的各所大学后来居上，萨莱诺医学院却仍不可小觑。直到1811年，米拉颁布法令关闭医学院，这才标志着它活动的终结。

　　至今仍存有一块挂于1969年的标牌，用来纪念其过往的荣光。上面写着："萨莱诺医学院，如同中世纪至文艺复兴时期的蒙彼利埃医学院一样，在地中海地区，为意大利、欧洲乃至全世界的大学带来了鲜活的空气。它以人文精神为荣，但却败给临床实验，它于此地折桂，终于1811年安息。宛若一团永恒燃烧的火，它的思想必将长存。"[1]

作为中世纪大学的先驱，萨莱诺医学院是西方历史上第一个医学学院教育中心。它影响了年轻的蒙彼利特医学院，为后者提供了大量的手稿和师资力量。

非洲人君士坦丁（Constantin l'Africain，1010？—1087 年）

正如前文所说，翻译运动发源自蒙泰卡夏诺修道院。这里产生了众多的优秀译者，其中包括非洲人君士坦丁，他被视为连接古希腊—阿拉伯医学和西方医学的一条纽带。

关于君士坦丁生平的记载多有矛盾，且较为笼统，大致存在两个版本。较为可信的说法是，他是一位被流放的凯鲁万基督教徒。部分学者认为，他约于公元 1010—1015 年出生在迦太基的一个基督教家庭。他先在开罗学习，后游历于印度和埃塞俄比亚。公元 1076 年（或 1077 年），他学习了三十九个年头后，回到伊弗里基叶，前往萨莱诺，受到诺曼底国王罗伯特·勒·吉斯卡尔的欢迎。于是，他又加入蒙泰卡夏诺修道院，并于 1087 年逝于此地。在修道院度过的十年时光里，他成为修士，并坚持从事翻译工作。

其他的史学家认为，君士坦丁是个穆斯林商人。他曾拜访过萨莱诺医学院，结果发现与自己国家相比，拉丁医药学非常落后，

---

[1] Gastone Lambertini, L'école de Salerne, les universités de Bologne et de Padoue, tiré de l'Histoire de la médecine, de la chirurgie,de la pharmacie et de l'art vétérinaire, tome Ⅱ , éditions Tchou, p. 341.

于是他返回凯鲁万，潜心研究医学，搜集了大量阿拉伯书籍，意欲带往萨莱诺。运书途中，遭遇风暴，大量手稿遗失。1076 年，他终于到达萨莱诺，皈依本笃会做了修士，隐居于蒙泰卡夏诺修道院。

君士坦丁前往意大利是否因为受到了诺曼底国王的邀请，这一点，我们无从得知。但大致可以断定的是，有两位意图重拾古希腊文明的关键人物，为他提供了庇护，他们是蒙泰卡夏诺修道院的院长德西德里乌斯和萨莱诺的主教阿勒法诺斯。

君士坦丁将 23 本阿拉伯语专著译成拉丁语，其中大部分来自凯鲁万。他不太重视叙利亚和波斯的书籍，只带去一本叙利亚人伊本·伊斯哈格所著的《眼科问题》和一本波斯人哈利·阿巴斯的《皇家医书》。阿维森纳和拉齐的著作也未入其法眼。《眼科问题》和《皇家医书》的传入，使盖伦学说得以被深入研究。这些最早被译介的书籍，是中世纪医学教育的脊柱。直到后来，阿维森纳的《医典》和拉齐的著作经西班牙之路译入，情况才有所变化。

非洲人君士坦丁在世时，就被蒙泰卡夏诺的编年史作家称为"贯通东西的大师"。他翻译时常隐去作者名讳，自己任意发挥，这一点颇为后人诟病。譬如，他曾将哈利·阿巴斯的《皇家医书》据为己有，这种欺瞒行为被一位叫斯特凡的学生在一本名为《自由的皇家医书》的书中揭发。但此举也未能替原作者维权，流通于西方世界的书籍仍旧署着君士坦丁的大名。

君士坦丁离世四十年后，艾蒂安·德·比萨重译了哈利·阿巴斯的《皇家医书》。他批评这位前译者："掠人之美，据为己有，实在不知羞耻。"[1] 20世纪的东方学者马克思·迈尔霍夫的批评更是尖锐："君士坦丁的拉丁文版本劣质、晦涩，充满了词义不当的阿拉伯术语，颇为难懂：真是中世纪野蛮拉丁文学的原型。但它确实在中世纪欧洲的贫瘠土壤中，埋下了最初的文明种子。"[2]

必须承认的是，君士坦丁的译作充当了中世纪西方思想的酵母，撼动了萨莱诺的医学实践教学。随着那些往返于修道院和主教学院的欧洲学者的到来，君士坦丁文集很快在欧洲流传开来。君士坦丁去世约三十年后，《眼科问题》和《皇家医书》又被纪尧姆·德·孔什引介到了沙特尔。

西班牙：第二条传送带

与意大利之路相比，西班牙之路出现得较晚，在发展史上的地位却更重要。古希腊—阿拉伯科学经由西班牙之路向西方传入，本是一些军事事件的意外结果。卡斯蒂利亚国王兼莱昂国王的阿方索六世发起了收复失地运动。军队从特茹河河谷进发，于公元

---

[1] Danielle Jacquart, Françoise Micheau, *La Médecine arabe et l'Occident médiéval*, op. cit., p. 100. La traduction d'étienne de Pise fut achevée à Antioche en 1127 ou 1154.

[2] Ibid., p. 100; citant Max Meyerhof, Science and Medecine, dans Th.Arnold et A.Guillaume,*The Legacy of Islam*, Oxford,1931, p. 435.

1085 年占领托莱多。托莱多城内，有三个群体和睦共处：讲阿拉伯语的基督教徒摩萨拉克人；尽管新统治者政策开明，仍纷纷逃往南方的伊斯兰教众；公元 1492 年才被驱逐出境的犹太人。据说，从那时起，托莱多的城里总是有被俘获的伊斯兰教徒，大街上总能碰到流浪的犹太人。

西班牙人在托莱多城的图书馆里发现了四十万册阿拉伯手稿。他们意识到手稿的重要，遂妥善保存。之后，托莱多城的主教法国人雷蒙德·阿让决心研究这些手稿，并将其翻译成拉丁文。这一知识宝库被发掘的消息传遍了整个基督教世界，托莱多成为全欧洲拉丁语学者的汇聚地。犹太人和摩萨拉克人将阿拉伯语口译为卡斯蒂利亚语，随后拉丁语学者在此基础上将其译为拉丁语。

在众多译者中，热拉尔·德·克雷莫纳（Gérard de Crémone，1114—1187 年）格外引人注目。他生于意大利的克雷莫纳，曾前往西班牙寻找托勒密《天文学大成》的阿拉伯语版本。到了公元 1157 年，他已然成为托莱多主教堂的议事司铎。他与犹太人亚伯拉罕·本·列维·伊本·大卫（1110—1180 年）和摩萨拉克人格里布合作翻译盖伦、亚里士多德，还有拉齐、阿维森纳和宰赫拉威的书。热拉尔·德·克雷莫纳手中的文本与原本相差最大，因为它们经历了一个漫长的转译过程：从希腊语到叙利亚语，再从叙利亚语到阿拉伯语，然后经由卡斯蒂利亚语或希伯来语，最后才变成拉丁文。

热拉尔·德·克雷莫纳的翻译活动与非洲人君士坦丁有两点不同。一是后者译文中的自由发挥过多，相反，热拉尔逐句翻译，极为忠实。二是大凡非洲人君士坦丁的译书均来源于其家乡北非，热拉尔则主要关注东方的医学专著，譬如阿维森纳的《医典》以及拉齐的作品，此外还有来自安达卢西亚的作品，比如宰赫拉威的书。热拉尔所译的阿维森纳的《医典》和拉齐的《医学集成》成为欧洲大学的教材。但是，自14世纪中叶开始，拉齐的著作逐渐被冷落了。阿维森纳的《医典》倒是长盛不衰，直到1767年还在帕瓦多大学的课纲内，甚至1800年博洛尼亚大学还在使用。

热拉尔·德·克雷莫纳坚持直译，竟连原文字序也丝毫不改，有时不免就闹出了笑话。譬如，人们对阿维森纳的尊称"cheikh el raïs"（意为：医者之父）竟被译成了"le vieux-le roi"（意为：老国王）。于是，阿维森纳就这样戴了长达三个世纪的王冠。

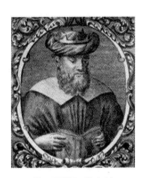

戴王冠的阿维森纳

随后的一个世纪，翻译运动随着新的军事征战再次展开。公元1212年，西班牙人大败摩尔人，取得了纳瓦斯德托洛萨战役的胜利，摩尔人从此一蹶不振。哈里发的王旗作为战利品被送至罗马，依诺增爵三世把它存放在圣·皮埃尔大教堂。公元1236年，科尔多瓦被攻陷，基督教十字架从此树立在梅斯基塔的土地上。

公元 1248 年，塞维尔沦陷。西班牙人在这两座城市里发现了大量新的手稿，这些手稿为国王阿方索十世鼓励、推行的第二次翻译浪潮提供了资料。"智者"阿方索十世（1221—1284 年），与施瓦本王朝的腓特烈二世一样，也是一位开明的君主。作为腓特烈一世的曾外孙，阿方索十世曾参与竞选神圣罗马帝国的皇帝，但以失败告终。

比起权力来，这位伟大的人文主义者更着迷于文化。尽管在收复失地运动上多次取得成功，他的政治统治却较为失败。然而，他热衷于科学与文化，有力地促进了萨拉曼卡大学初期的发展。

在医学翻译领域，加泰罗尼亚人阿尔诺·德·维伦纽夫（Arnaud de Villeneuve，1235？—1311 年）是一流的翻译家，他精通希腊语、拉丁语、阿拉伯语和希伯来语。在阿拉贡皇宫居住期间，他翻译了一些阿拉伯语和希伯来语文献。作为蒙彼利埃医学院的教师，这些文献翻译使他所在的学院收获颇丰。他研习盖伦医学学说，看的是希腊文原典和阿拉伯语译本，其中多为拉齐的译作。在他看来，拉齐才是盖伦的忠实传人。相反，"阿维森纳并未学得盖伦书中的真髓，他虽医学著作宏富，却使大部分拉丁医书变了味"。[1]

---

[1] Danielle Jacquart, Françoise Micheau, *La Médecine arabe et l'Occident médiéval*, op. cit., p.187. Les critiques se trouvent dans *le De considerationibus operis medicine*, éditions L. Demaitre; et P. Gil-Sotres, *Arnaldi de Villanova, Opera medica omnia IV*, 1988, p. 219 et p. 196.

他因疑似修炼炼金术而被教会控诉为异端。因为教皇博尼法斯八世的介入，他才未遭焚刑。教皇曾受过他的诊治，称他"是当世最伟大的教士"。

公元 1285 年，在帕瓦多，犹太人博纳科萨（他关于亚里士多德的评注已被米歇尔·斯科特于腓特烈二世执政时翻译过去），将伊本·鲁世德的医学作品《医学要旨》译出。与此同时 13 世纪结束了。不幸的是，关于伊本·纳菲斯血液小循环的研究在这一时期，并未被翻译过去，因为 13 世纪末的西方人已不再关注阿拉伯科学。

与翻译浪潮同时进行的，甚至比之还早的，是一些因喜爱科学而去研究阿拉伯医学书籍的先驱，其中较为有名的有奥里亚克的热贝尔和巴思的阿德拉德。

从事译事以前，法国人奥里亚克·德·热贝尔（Gerbert d'Aurillac，约 940—1003 年）于艾哈卡姆（Al Hakem）执政期间，在阿拉伯统治下的西班牙待了三年。他对医学及天文学研习已久，曾于游历时获得一座星盘。回到法国后，他担任教务会的议事司铎兼兰斯教堂附近一所救济院的医生，随后又被委任为拉文纳的主教。他是第一位法籍教皇，世称西尔维斯特二世。

巴思的阿德拉德（Adélard de Bath，1075—1160 年）是一位可敬的本笃会修士，被尊为"英格兰第一个科学家"。在游历意大利及东方期间，他偶获欧几里德的《几何原本》和花拉子米的论著，遂将其翻译完成。他继承阿拉伯前贤的传统，是最早提倡理性操作的先驱之一："我嘛，将理性作为指导原则，算得阿拉伯前辈的私淑弟子；但你呢，臣服于那些权威的虚伪矫饰，唯其马首是瞻。如果权威不是笼头，我们还能把它称作是什么呢？正如那些被笼头牵着的蠢驴木马，不明去处，也不明何以被牵着，只瞅得见统驭它们的缰绳，任其所至，心安理得，如今你们中的大部分人也是被盲目轻信桎梏的囚徒，任由危险的信仰统率……因为他们不知，理性是每个个体与生俱来的能力，将理性作为最高准绳，他便能辨析真伪。"[1]

翻译运动的结果以及亚里士多德的回归

翻译运动最重要的结果之一便是亚里士多德回归西方：历经不同的文化空间，经由阿拉伯注释者和希伯来语注译者的努力，一个略微阿拉伯化、希伯来化的亚里士多德回归了。《工具论》很快被接受，但他的物理学书籍《自然学著作》却被教会查禁，因为他在书中提出了世界永恒性的原则。

要了解亚里士多德著作传入的影响，须知西罗马帝国灭亡后古希腊书籍留存极少。柏拉图《蒂迈欧篇》认为，通过眼睛，我

---

[1] Jacques Le Goff, *Les Intellectuels au Moyen Âge*, Points,Seuil, 1985, p. 59. Une autre référence: Adélard de Bath, Quest.Nat., pp. 23-24: Ego enim aliud a magistris Arabicus ratione duce didici, tuvero aliud auctoritatis pictura captus capistrum sequeris.

们无法获得认知。受柏拉图影响，圣·奥古斯丁在《忏悔录》中展现了一个基于信仰和上帝知识的世界视角："懂得一切事物，却不了解上帝的人，是不幸的；了解上帝，不懂得其他一切的人，是幸福的。而对那些既了解上帝，又懂得其他一切的人来说，知道其他一切并不使他们快乐，唯对上帝的认知，才能使他们幸福。"[1]

12 世纪中叶，亚里士多德思想的突然闯入撼动了这一观念，重新确立了以感官和理性认识世界的方式。从此，在人们的观念中，关于上帝的知识和关于自然的知识不再相悖；人们甚至认为，既然上帝创造了自然，那么就应遵守他赋予的法则，遵守那些支配着宇宙和人类微观世界的法则。对这些法则的研究便意味着科学历险的开始。

亚里士多德的逻辑学著作，在信守神学教义的知识圈内引发了一次冲击和骚动。这一时期的知识困境便是理性与宗教的调和。雅克·勒·高夫表示，在意大利和西班牙进行的翻译运动不过是对古希腊—阿拉伯文化的初次加工，实际上，这一文明与西方文化的融合主要发生在处于卢瓦尔河和莱茵河之间的地理空间内，主要是巴黎、沙特尔和拉昂。在兰斯和奥尔良也发生少量融合。

公元 12—13 世纪，在大学还未兴起以前，一些学院在教堂

---

[1] Saint Augustin, *Confessions*, livre V, chap. iv, d'après la traduction d'Arnauld D'Andilly, Gallimard, 2000, p. 155.

的庇佑下发展，其中最著名的要数哲人、学者云集的沙特尔学院。12世纪上半叶，它是基督教世界最大的科学中心。"沙特尔精神"被定义为一种古希腊—阿拉伯文化催生出的求知、发现和调查的姿态，一种将人类重新置于科学关注中心的行为。这种精神认为，人类并非其他造物的附生物，相反，其他造物是为人类服务的。

沙特尔人将基督文化和承袭而来的异教文明相融合，来反对原基督的、极权的基督教教义。后者完全无视其与古希腊之间的联系，意图创造一个只受基督话语控制的新人类。

沙特尔教堂的建立适逢希腊文明重塑的关键时刻。教堂的石头上，文明刻画的痕迹依旧可见。沙特尔是一本用石头写成的书。这座具有强烈基督教风格的教堂，正面陈列了一些异教名士（见彩插第3页）。庄严的大门上，右侧门洞门楣处，圣母玛丽亚被七个自由主义的学科所环绕：语法学、修辞学、雄辩术、算术学、音乐学、几何学、天文学。这些学科组成了圣母的光晕。每一学科都由两个图形组成：一个是阴性的，代表学科；另一个是阳性的，是此学科著名的代表人物。这些人物分别是多纳、西塞罗、亚里士多德、波爱修斯、毕达哥拉斯、欧几里德、托勒密，其中只有多纳和波爱修斯是基督徒。沙特尔诸贤认为，古希腊文化与基督教神谕并不相悖，相反，它们协调一致，一脉相承。

教堂内部也体现出这种互补性。南侧花环旁的一扇彩绘玻璃窗上，一个小个子坐在一个身形巨大的人肩上。此景正应了贝尔纳·德·沙特尔的那句名言，他承认我们欠了古人的债："我们是栖息在巨人肩上的侏儒。我们比他们看得多、看得远，并非是因为我们的目光更敏锐，身形更伟岸，而是因为他们用巨大的身躯将我们托起……"[1]学者贝尔纳·德·沙特尔出生于布列塔尼，是为沙特尔学院铸就声名的第一位大师。主教圣·富尔伯特（1006—1028年）是奥利亚克的热贝尔的学生，自他开始，沙特尔学院声誉日隆。一个世纪后，经四位大师的努力，学院的声名达至巅峰，吸引了整个欧洲的学子。大师里除了贝尔纳·德·沙特尔（曾于1119—1124年担任主教），还有纪尧姆·德·孔什（1120—1154年）、吉尔伯特·德·波雷（1126—1140年）和蒂里·德·沙特尔（1142—1150年）。

我们知道，非洲人君士坦丁在萨莱诺翻译的古希腊—阿拉伯作品不久便传入沙特尔，包括胡那因·伊本·伊斯哈格的《绪论》、希波克拉底的《箴言》和《预后篇》、菲拉雷特的《脉论》、哈利·阿巴斯的《皇家医书》以及亚里士多德《工具论》中的两篇专论。这也确实反映出这一时期知识传播速度之快。

继沙特尔这个先锋阵地后，巴黎紧随其后成为新思想的培育地。阿贝拉尔（1079—1142年）是此时的代表之一。他十分重视逻辑学，认为（除《圣经》外）它是通往真理的唯一之路。无论

---

[1] Jacques Le Goff, *Les Intellectuels au Moyen Âge*, op. cit., p. 17.

涉及什么争论，他总会说，理性的论证比卖弄权威更有分量。

历史是个轮回：理性与信仰间的较量，伊斯兰教就曾有过，如今又发生在西方基督教世界，同样的知识困境再次出现。

▶▷ "血液循环"研究表面上的贫瘠时期

自腓特烈二世至查理五世期间，血液循环的知识几乎毫无进展，其他科学领域也是乏善可陈。然而，这一时期却是思想领域关键而又丰盈的时期，因为在这三个世纪里，价值观念发生了扭转：历来被视作"神学奴仆"的哲学，又重新获得了自由；曾经被最初的基督教教义排斥的古希腊异教科学，也恢复了地位。

由 12 世纪的沙特尔人促成的基督教文化与古希腊文化的调和，历经三个世纪，终成为天主教信奉的最高权威。在梵蒂冈，拉斐尔谨遵教皇朱尔二世的谕旨，为签字大厅（La chambre de la signature）所作的壁画正是这一状况的完美写照（见彩插第 7—9 页）。一面墙上绘着《雅典学院》，画中汇集了古希腊异教哲人。对面的另一堵墙上是描绘了圣父、圣子、圣灵的壁画《圣礼之争》。两堵墙象征着理性的真理和神谕的真理，二者平等对峙。

另一个因素，即 13 世纪城市的出现，也促进了新兴社会力量的发展。这些商人、手工业者等新兴阶层自发成为自由思想的捍卫者。

此外，这些城市为大学的迅速发展提供了环境。大学是知识传播的重镇，但直到那时还是教会学者的圈子。居伊·博茹昂准确地总结了它们的作用："这些科学译作正是在教学中，尤其是在各大高校中，才有了强烈反响，充分发挥了作用。"[1]

中世纪的大学

正如同行组成行会，老师和学生则形成团体，即大学（法语université 源于拉丁语 universita，意即"团体""行会"）。这些团体很快就得到国王和教会的垂青。法学院有助于君主抱负的实现，君主需要法官来介入封建主的事务，调节与农民的纠纷。神学院符合教会的利益，帮助教会培养神学家。医学通常作为法学或神学的补充而存在，除非在蒙彼利埃——这里，医学是学校的顶梁柱！

意大利的大学，比如波伦亚大学，尤其擅长法学教育，以适应商业城市的发展以及阐释古罗马法律的需求。

法国的大学，以巴黎大学为例，受教会控制，专攻神学教育。虽说科学思想受到宗教权威的严格监控，传统信条也素来不可撼

---

[1] Danielle Jacquart, Françoise Micheau, *La Médecine arabe et l'Occident médiéval*, op. cit., p. 167, d'après G. Beaujouan, U ne lente préparation au décollage des sciences (quadrivium et médecine), dans R.H. Bautier (dir.), La France de Philippe Auguste, 1983, p. 860.

动，但由于直接受教皇的远程控制，这些大学无须听从当地政府和教会的指令，也就相对较为独立。

中世纪的大学迅速成为重要的交流场所。学校和老师的声名越盛，异国而来的学子就越多。拉丁语作为当时的通用语言，突破了国界的限制，加速了科学的传播。

当时的主流是经院哲学，主张在古人书籍中考据科学。教学方式主要是阅读、提问和辩论。

阅读课上，学生先阅读文本，再根据文字大意及文本思想进行评述，最后总结出文章的深层含义和作者的真正意图。至于提问，它是论证的一种手段。辩论是比较少见的严肃训练，在课堂上，老师（通常由博士担任）以陈述的形式展开辩论。学生和讲师们随后参与，提出自己的观点。

当时存在三种大学：

一是自发形成的大学，比如巴黎大学、波伦亚大学、蒙彼利埃大学和牛津大学。这类大学是将已有的教育形式化，由一些小的学校组成。此类大学享有特权，自诞生起，就取得了正统地位。它们正式成立的日期尚有史可查，但其开始合并的具体时间却难以确定。

二是由移民创办的大学，比如帕多瓦大学便是由外来的老师和学生所建。他们本是波伦亚人，因政治动乱和环境沉闷而逃离家乡。

三是由当地政府或教会创办的大学，比如那不勒斯大学、图卢兹大学、萨拉曼卡大学和里斯本大学。其中，为了与波伦亚大学竞争，腓特烈二世在西西里王国建立了那不勒斯大学。萨拉曼卡大学由阿方索十世建立。为了打击阿尔比教派，公元1229年，教皇格雷古瓦九世命令图卢兹伯爵建立图卢兹大学。当时，学校的教师主要是巴黎人。

在所有的大学中，有四所大学值得我们特别注意：波伦亚大学，它是中世纪的第一所大学，彰显了托钵修会的作用；巴黎大学，它是神学与科学分流之所；蒙彼利埃大学，它是法国第一所医学院，是意大利和西班牙影响的交汇点；最后是帕多瓦大学，它是血液循环发现史上的重要地点。

繁盛的波伦亚大学

欧洲第一所大学是自发形成的，它是老师和学生自由联合的产物。波伦亚大学的历史可追溯到10世纪。当时该校主要研究教会法律和平民法律，负责古罗马法《查士丁尼法典》的评注。1155—1158年，腓特烈一世颁布了《阿比塔法令》（Habita），宣布其正式启用。

波伦亚城的医学教育开始得较晚，到12世纪下半叶才有起步。直到1219年何诺三世颁布法令，它才被正式认可。

此城政治的不稳定迫使教师和学生不断外逃。他们多前往临近的大学（大多参考波伦亚大学的建制）。其中一些逃民建立了帕多瓦大学。

与中世纪的其他大学一样，波伦亚大学起初并无专门的教学楼，授课就在教师家中进行，或由师生租一处简易的场地。宗教修会给他们提供了方便，准许他们在修道院中授课，比如在多明我会教授法律课，在方济会教授医学。波伦亚大学元老级教师的墓地散布于这些修道院，它们是多明我会与中世纪大学渊源的见证。

16 世纪，反宗教改革运动时期，教皇下令为大学建立专属场地。实际上，这也加强了他对大学生的控制。

在接下来的一个世纪，大学配有了木制的解剖剧院，其课程面向公众免费开放。剧院设有两个窥视孔。通过窥视孔，教会可以监视解剖，尤其是那些对生殖器官（生命之源）、大脑和心脏（灵魂中枢）的解剖手术，看是否违反了教会禁忌。

波伦亚大学有三位人物在经院哲学的发展中至关重要。在但丁的《天堂》中名垂不朽的塔蒂奥·阿尔德罗蒂（1223—1295 年），他的医学教学深受希波克拉底和亚里士多德影响。蒙迪诺·德·鲁奇（约 1270—1326 年）顺应了西方科学发展的需要，于 1316 年第一个对人的尸体进行了解剖。他声称："我们应满怀尊敬与谦逊，对盖伦进行质疑。"[1] 波昂加赫·加尔比（Berangario da Carpi，约

---

[1] Gastone Lambertini, «L'école de Salerne, les universités de Bologne et de Padoue», op. cit., p. 345.

1470—1550 年）反对经院哲学。他认为，要在尸体内而非从书本中寻找解剖的真相。他关于心脏内血液流动方向的天才直觉，启发了雷奥勒多·科伦坡的著作。

希波克拉底式、实验式的蒙彼利埃大学

地理位置首先为蒙彼利埃提供了便利：它介于意大利和西班牙之间，直通圣地亚哥—德孔波斯特拉。来自萨莱诺大学的教师为蒙彼利埃大学带来了意大利的影响；阿拉伯医生以及因收复失地运动逃难而来的犹太人，又为它带来西班牙的影响。由于直通圣地亚哥，许多朝圣的信徒前来治病，遂将其医学之名传至整个欧洲。历史也眷顾这座城市。1309 年，战火已殃及法国东部、北部和中部，而于阿维尼翁就任教皇的克雷芒五世允许医生在教皇宫廷授课，蒙彼利埃大学正因此躲过了百年战争的劫难。

据当时诸多史料，如 1137 年安赛尔姆·德·哈维于格的一篇文章就有记载，医学院校的起源可追溯到 10 世纪。1180 年，蒙彼利埃的领主吉扬八世宣布，所有医生，不论国籍，皆有教授医学的权利。这一授权很快导致医学教学的混乱。直到何诺三世教皇的特使红衣主教康拉德前往南方解决阿尔比教派事务，这一现象才得以终结。1220 年 8 月 17 日，康拉德颁布了著名的教皇谕旨，正式承认了医学院校的地位。实际上，这不过是对既定事实予以认可。

最初，教师在自己家中授课，证书则在圣费尔明教堂授予。

14世纪初，医学院单独占据一个地方。[1]1795年，法国大革命使它移至如今的地址：过去的主教府所在地。

中世纪医学院授予博士学位有一套十分系统的仪式流程。早上晨钟一响，仪式就在学生的家中开始了。"他先是被领出家门，穿过城内条条街道，直至圣费尔明教堂。音乐在头顶响起，人群将他簇拥。随后，学生被授予学位仪饰：黑色呢绒帽、金戒指、镀金绶带和一本希波克拉底的书。评审团主席要求他宣读誓言，之后让他到自己身旁入座。这就表示他终于成为博士大家庭中的一员了。"[2]

在如今的博士论文答辩中，这种传统的仪式仍有保留。它的保存具有一种重要的象征意义，而非像其他学院那样，只是一个简单的仪式步骤。

中世纪蒙彼利埃医学院的重要功绩之一便是转向医学实验，这使它可以跟萨莱诺学院争取医学界的龙头位置。蒙彼利埃医学院成为当时的医学重镇，并保持这一地位长达5个世纪。蒙彼利埃医学院的教师们不满足于古人书籍，很早便十分重视实验，而当时，经院哲学和巫术在医学领域仍十分流行。

巴黎大学或亚里士多德式的经院哲学

约1170—1180年，一系列事件使巴黎大学在建校之初便

---

[1]　它的地位相当于过去的药学院，如今则相当于健康部的药物监管实验室。

[2]　Jean Turchini, Les écoles françaises au Moyen Âge, tiré de *l'Histoire de la médecine, de la chirurgie, de la pharmacie et de l'art vétérinaire*, op. cit., tome II, p. 376.

先后脱离了当地政府及主教的监管。1215 年，教皇特使罗伯特·德·库尔松以教皇依诺增爵三世的名义，正式承认了巴黎大学的地位。1229 年，政府与学生冲突并杀害学生后，巴黎大学长期罢课以示反抗（此为欧洲的第一次罢课运动）。巴黎大学的师生们流散到奥尔良、牛津、图卢兹以及法国北部城市。之后，教皇格雷古瓦九世颁布了谕旨《科学之母》，结束了这次争端。谕旨的颁布使大学获得了胜利。大学拥有了自治权，可以自由招聘老师、颁发学位。

巴黎大学以神学院为中心。神学院常邀请当时最重要的神学家前来讲课，成为宣扬教会学说的重要阵地。直到 1280 年左右，医学院才获得管理资格。

最初，大学没有场地：理事们的大型会议在马图森教堂或者巴黎圣母院召开；教师在家中或临时租来的场地授课。当时的教学环境在物质上极为简陋。早上 5 点开课。授课地点是间类似于马棚的简易小屋，没有铺砌地面。根据 1376 年颁布的一项法令，学生们应坐在稻草垛上，而不能坐板凳。他们声称"此举是为了避免他们骄傲自大。"[1] 教师要与学生共命运，但坐的时候，可多加一垛稻草。

Jean Turchini, Les écoles françaises au Moyen Âge, tiré de *l'Histoire de la médecine, de la chirurgie, de la pharmacie et de l'art vétérinaire*, op. cit., tome II p. 389; et dans Jean Fauvet, Les étapes de la médecine, PUF, 1948, p. 54.

雅克·迪布瓦是巴黎教堂的议事司铎，兼任查尔斯七世的医生。1472 年，他下令为学院建造大楼。后来，为表敬意，学院每年都会在其忌辰为他做一次弥撒。

置身神学环境的影响下，较之别处，巴黎的医学一度有向经院哲学发展的趋势，十分不利于医学上的观察和实验。

在巴黎，亚里士多德的理念与神学的冲突甚为激烈。虽然教皇远在罗马，医学学说则在巴黎盛行。一直延续至 13 世纪的这一冲突终于在西方孕育出一种全新的科学。

1210 年，省内主教议会明令禁止教授亚里士多德的《自然之书》，盖因书中思想有悖宗教信条。唯其逻辑学著作，如《工具论》及《尼各马可伦理学》的头三卷获得了讲授许可。巴黎书籍遭逢查禁时，图卢兹却允许教授自然哲学类的巴黎禁书；牛津则在 13 世纪初就被教会允许教授这类书籍。1240 年，就学于牛津的方济会修士罗杰·培根大胆地开始在巴黎教授《自然之书》。在巴黎居住期间，他结识了多明我会修士大阿尔伯特，此段交往对后者的神学著作影响颇深。

十年后，圣·托马斯·阿奎那将《自然之书》的观点加以发展，写成《神学大全》，作为课本进行教授。书中，他力图调和信仰与理性，意欲将神学定义成为一门科学。

在阿奎那之后不久，西格尔·德·布拉班特的出现破坏了此次调和。他受伊本·鲁世德影响，主张一种更为激进的亚里士多德主义。他认为经由理性而获得的真理与经由神启而获得的真理之间确有冲突，并对神启能带来真理表示怀疑。说得更明白些，这种对宗教信仰的质疑显示出了"亚里士多德党"的敌意。巴黎主教艾蒂安·唐皮耶迅速采取了措施。1277 年，他颁布了法令，对一些学生在学校大肆讨论的 119 条神学和哲学命题进行谴责，斥其为"极大的谬误"，从此禁止讨论。这一惩罚打击了或温和或激进的亚里士多德信徒，并动摇了圣·托马斯·阿奎那的某些论点。这一禁令导致了科学与神学的彻底分离。从此，亚里士多德文集中论述科学的部分不再触及神学。巴黎主教声称神学并非一种科学，此举为科学提供便利，使科学最终获得了独立。一些史学家甚至认为，此举可谓科学诞生之证明。

虽然直至 16—17 世纪，经院哲学一直占据主导地位，但在 13 世纪末大阿尔伯特以及罗杰·培根的书中，我们已能发现真正科学方法的端倪。大阿尔伯特的动物学著作以对亚里士多德的评论开篇，随后便是基于动物研究经验的个人观点。至于牛津的方济会修士罗杰·培根，他断言："理性并不能证明什么，一切还得靠经验。"[1]

自由的帕多瓦

由于波伦亚大学"限制了学术自由，妨碍了教师及其后代的

---

[1] Paul Benoît, La théologie au xiiie siècle. Une science pas comme les autres, in Michel Serres (dir.), *Éléments d'histoire des sciences*, Bordas, 1989, p. 191.

特权，大量教师和学生被迫离开了波伦亚大学。"[1]1222 年，他们来到帕多瓦大学，奠定了大学的最初基础。帕多瓦大学以法律教育立身，只能给予医学一个附属学科的位置。直到 1399 年，所谓的医学院才正式成立。

学校自卡拉莱西执政时便声誉渐起。1405 年帕多瓦并入威尼斯共和国，政府也为学校提供庇护。威尼斯有感于此校影响之大，决定让其发扬"共同的大学，自由的帕多瓦"的校训精神，甚至为此校大开方便之门：除禁止当地居民去其他大学学习外，还关闭了城内原有的大学，如特雷维兹大学。为了将最好的教授者留在帕多瓦，威尼斯给教师提供了颇为丰厚的薪水。此外，它还派大使物色、招募意大利及阿尔卑斯以北地区其他大学的异国优秀教师。毕业于帕多瓦大学的教皇欧仁五世也加入了支持的行列，给予此校一些新的特权，促使各国学生荟萃于此。

这一保护政策使帕多瓦大学超过波伦亚大学，成为科学复兴的中心。解剖学院和医学院迅速崛起，物理学、数学及天文学也大有进步。哥伦比亚大学 J.H. 朗达总结说："15 世纪的帕多瓦堪比 13 世纪的巴黎，抑或 14 世纪的巴黎和牛津：它是一个中心；欧洲所有的思想都在此汇聚，自成一个完备的知识文集。"[2]

---

[1] Lucia Rossetti, *L'Università di Padova, profilo storico*, Padoue, Edizioni Erredici, 1999, p. 7.
[2] J. H. Randall, *The School of Padua and the Emergence of Moderne Science*, Padoue, 1961.

已臻成熟的竞争体制使教学水平更上一层楼。教师首先要经学生选举。任期一年后，便有再选的可能。被选中的不易、被淘汰的可能使教师总是拿出最佳状态来上课。后来，教师的任命权转移到了当地政府的手中，但学生仍有发表建议和意见的权利。1517 年，教师任期被改为四年，并规定两年重选一次。只有极少数的大师，比如西罗尼姆斯·法布里休斯、伽利略才会获得终生教职。

竞争是按照学校自身的条例来组织进行。每位授课者都会有位对手。两人会在同一天的同一个小时内讲授同一篇文章。教师之间的这种竞争十分有利于教学。

反宗教改革后不久，教皇颁布谕旨，强制各校公开教授天主教教义。帕多瓦大学向来推崇自由，想方设法曲解指令，接收了许多自天主教大学而来，不愿放弃原先信仰的新教、犹太教及东正教的教徒。

威尼斯城及帕多瓦大学于 16—17 世纪达至巅峰，之后便显出衰颓的迹象。到了 18 世纪，更露颓相，伟大的共和国也是风雨飘摇。19 世纪，奥地利的统治开始后，帕多瓦大学彻底失掉了以往的至尊位置。

作为科学的重镇和人才的苗圃，帕多瓦大学先后出现过多位解剖学大家和血液循环发现史上的重要人物：安德雷亚斯·维萨里、雷奥勒多·科伦坡、塞萨雷·切萨尔皮诺、加布里瓦·法罗皮奥、西罗尼姆斯·法布里休斯、威廉·哈维。此外，安德里亚·阿尔帕戈对于伊本·纳菲斯著作的重新发现居功甚伟。

还有两位帕多瓦医生也应占有一席之地。皮耶托·达巴诺，曾负笈巴黎，于13世纪将伊本·鲁世德所译的亚里士多德的著作带至帕瓦多。他是阿拉伯医学和古希腊思辨哲学的信徒，讥讽圣人的光环，怀疑魔鬼的存在。宗教法庭将其斥为异端。他去世四十年后，法庭下令将其遗体烧毁。乔瓦尼·莫尔加尼于18世纪革新了临床解剖方法，即在尸体内寻查引起疾病或死亡的器官病变。

其他学科领域也不乏杰出人物：皮科·德拉·米兰多拉、哥白尼、西斯都四世、德西德里乌斯·伊拉斯谟以及伽利略（他在帕多瓦教书长达十八年）。

托钵修会的作用

13世纪，为打击清洁教派和浮多瓦派，托钵修会成立了。然而此后，它却极大地促进了诞生不久的大学的发展。基督教也由此打开了通向科学的大门。

多米尼克·古兹曼是西班牙贵族兼教会名士，1215年，他于图卢兹创建了多明我会。亚西西的圣方济各是富商子弟，他抛却家业，于1210年创建了方济各会。

与其他修会不同，托钵修会在城中活动，与大学有着直接联系。他们从中获益，利用大学培养擅长雄辩的修士，以打击异端。多明我会信奉亚里士多德和自然主义，控制着巴黎大学；方济各会信奉柏拉图和奥古斯丁，占据着牛津大学。此二修会在波伦亚大学也各有势力。

13 世纪最为杰出的科学家大多出自托钵修会。多明我会中，较为瞩目的是两位巴黎大学的教师：那不勒斯人圣·托马斯·阿奎那和德国人大阿尔伯特；方济各会中，尤其要数几位牛津大学的英国人最为出色：罗伯特·格罗斯泰斯特、罗杰·培根、圣·博纳旺蒂尔和邓斯·司各脱。

作为中世纪大学的主创者，托钵修会此后取代本笃会——当时基督教图书馆的保护者。这是一个历史性的转折，从此大学取代图书馆，成为知识传承的中介。安伯托·艾柯的小说《玫瑰之名》的故事发生在 14 世纪，正体现了这一转折。书中有一位本笃会修院院长，在方济各会教友威廉·德·巴斯克威尔面前伤感，说自己那曾被奉为基督教最好的图书馆如今却被城中的大学给超过了。安伯托·艾柯承认自己的灵感来自奥卡姆的威廉，从而创作出威廉这一人物形象。

奥卡姆的威廉（约 1285—1349 年）被人称为"驳不倒的博士"，曾先后求学于牛津、巴黎两所大学。他第一个提出世俗权力高于教会权力；主张世俗与教会、理性与宗教的分离。在他看来，哲学并非神学的奴仆，科学与宗教也并无联系。他被后人视为英国经验主义的先驱。

托钵修会的理性主义发展还与公元 8 世纪的穆尔太齐赖派思潮有关。此思潮始于通过雄辩术打击异端邪说，力图调和信仰与理性。

在这三个世纪内，尽管科学获得解放，理性思想开始浮现，但血液循环研究领域并无任何重大进展，其他科学领域也是如此。人们依然坚信盖伦的室间隔渗透理论，尽管解剖很容易证明它的谬误。人们仍旧认为肺静脉中包含的是水汽，尽管后来的活体解剖证明它包含的是血液。最后，人们坚信血液流向身体四周，然后被消耗殆尽。将盖伦和希波克拉底视作科学先知的经院哲学依旧被盲目尊崇，这无疑阻碍了科学的发展。

须等到 16 世纪，决定性的转折才开始出现。随着 1543 年《人体构造》的出版，维萨里修正了盖伦的观点，革新了解剖学的研究方法，通过人体解剖而非从古人书中来发现解剖学的真理。同一年——这当然并非巧合——哥白尼发表了《天体运行论》，提出"日心说"，驳斥了托勒密的观点。

此三个世纪虽没有新颖的科学观点产生，却也十分必要。在观察和实验的基础上孕育出的新的科学，须得好好吸收前人的观点。要撼动已有的思想体系，使亚里士多德主义的思想教堂产生裂痕，需要来一次地震。这便是拜占庭的覆灭。

►▷　解剖学的时代

文艺复兴时期帕多瓦与佛罗伦萨的对抗

13 世纪，自科尔多瓦和塞维利亚失陷后，安达卢西亚的穆斯林势力就蛰居到了格拉纳达王国，成为西班牙诸国王的附庸。两个世纪后，受到亚洲大草原上土耳其骑兵崛起的刺激，伊斯兰教开始了它的复仇。它夺取了基督教的宝地——拜占庭，使其遭受重创。1453 年 5 月 29 日，面对奥斯曼的重炮，君士坦丁堡停止抵抗。城市投降的当天侵略者们奸淫掳掠，无恶不作。当天，战胜者穆罕默德二世就将圣·索菲教堂改造成了清真寺庙，同时安放壁室，将其朝向麦加，以做晚祷之用。惨剧发生不久，君士坦丁堡不复存在，此后被更名为伊斯坦布尔。圣·索菲教堂上的十字架被撤除，引起一片哗然，几个世纪后对于此事的议论依旧未休。奥斯曼人忙着瓜分拜占庭的财物，却未注意它的精神宝藏。一位博学的志士逃往意大利，带走了大量手稿，也将柏拉图精神传播过去。它们为意大利注入了活力，大大促进了佛罗伦萨的文艺复兴。

其实，早在 1439 年佛罗伦萨的主教会议上，许多拜占庭的学者就前来寻求过帮助，希望西方出力帮助拜占庭抵抗奥斯曼的入侵。他们引起了科斯莫·德·美第奇的注意。后来，他的孙子洛伦佐·德·美第奇大力支持柏拉图运动的开展。他将自己的宫廷向柏拉图学院开放，并亲身参加学院会议。与会的有马尔西利奥·费奇诺，他是学院的缔造者兼柏拉图著作的译者；克里斯托弗罗·兰迪诺，他将佛罗伦萨从教条主义解放了出来，将科学发现运用于自然；最后还有皮科·德拉·米兰多拉。

在信仰亚里士多德主义兼伊本·鲁世德主义的帕多瓦和信仰柏拉图主义的佛罗伦萨之间，一种神奇的化合反应产生了，它开阔了视野，大大促进了文艺复兴运动的发生。欧内斯特·勒南将崇尚科学与逻辑学的帕多瓦与推崇人文主义、热爱文学艺术的佛罗伦萨相对立。

佛罗伦萨的知识分子将帕多瓦的知识分子讥讽为"异类、奇葩"。[1]这种难堪的字眼充分揭示了走投无路的亚里士多德主义已经陷入一种危机。拜占庭人的到来使佛罗伦萨形成了一种新的文化风气。它不屈服于教会思想、逻辑学说以及神学理论，同时端正了对亚里士多德著作的态度——将它看作某一时代、某个人的产物，而非视作神的旨谕。

佛罗伦萨的活力也对帕多瓦有益：帕多瓦大学自此摆脱了亚里士多德和经院哲学的束缚，成为16世纪欧洲科学发展的重镇。

自古希腊就已萌芽的一些发现终于被予以认可，譬如1453年，

---

[1] Eugenio Garin, *L'Humanisme italien*, Bibliothèque de l'évolution de l'humanité, Albin Michel, 2005, p. 7.

哥白尼和维萨里提出的学说，以及大约十年后，塞尔韦特关于血液小循环的论述。同一时期的伽利略坚信，自然有着一种数学般的结构。他已从亚里士多德的哲学中脱离了出来，改信了柏拉图主义。

思想视野的开阔以及对古代权威的质疑伴随着一种地理上的扩展：人们发现了新世界。教会也没能躲过这场质疑的风气，不得已实施了改革，引发了知识界的骚动。

最后，对于知识传播来说最关键、最具革命性的发明之一便是古腾堡印刷术的发明。

在医学领域，文艺复兴时期开始了对知识的获取：它以大学的医学课程——解剖学为开始；解剖学成为了解人类躯体的一个工具。对进行医学其他方面的研究而言，这是一个必要的阶段。

意大利解剖学家的时代

在心脏病学和血管病学方面，文艺复兴时期的医学并没有太多瞩目的临床发现。在生理学上，尤其是血液循环方面，人们仍然坚信盖伦的理论，伊本·纳菲斯的学说却遭到忽视。但这一时期的解剖学有了一些重大的发现：关于人体的秘密就这样逐渐清晰起来了。长久以来，许多决心"亲眼来观察"的解剖学家不断提出对盖伦错误的血液循环理论的质疑。这一时期，在解剖学上取得重大成就的便是佛拉芒人安德烈·维萨里。

过去，希腊人曾坚决反对人体解剖，唯有亚历山大城的托勒密在很短的一段时间内（约五十年）允许过人体解剖。这一宽容为希罗菲勒斯和埃拉希斯特拉图斯这两位医生推动解剖学发展提供了条件。相反，盖伦作为这一禁令的受害者，只能对猪和猴子进行解剖，此后他再把自己发现的结果推论于人的身上。在《解剖学演示及身体各器官的功能》一书中，他大量借用希罗菲勒斯和埃拉希斯特拉图斯的术语，并凭借自身在动物解剖实践上的经验进行了补充。

在阿拉伯—伊斯兰的世界里，《古兰经》中并未明文禁止人体解剖。哈里发却禁止这一操作，剥夺了阿拉伯医生在解剖学上进一步探索的权利。

天主教并不敌视人体解剖，因为在它看来，人体不过是包裹灵魂的一副皮囊："你本是尘土，终将归于尘土。"一些教皇意识到人体解剖的重要性，颁布谕旨允其实行。但是只能在一年中的某些时候，大约是在四旬斋前后和冬季末尾，这样可以防止尸体腐烂。约在15世纪末，教皇西斯都四世下令，允许所有大学对人体死尸进行解剖。

诚如诸君所料，阻力并非来自教会自身，而是那些当地教会及政府。他们经常拒绝交付尸体。起初，被解剖者只是女性。死囚是尸体的主要来源。

要等到盖伦关于动物解剖的著作面世一千年后，才有了第一例出于科学目的而进行的人体解剖。1302年，波伦亚大学的巴泰勒米·瓦里亚纳进行了首例正式的人体解剖，他纯粹是为了做法医学研究。

1316年，同一座城市里，蒙迪诺·德·卢齐（Mondino dei Liuzzi，1270—1326年）进行了最早的出于科学需要的两例人体解剖。被解剖者都是女性。蒙迪诺将他的手术记录记载于《解剖学》一书当中，并于公元1319年出版。两个世纪内，这部没有插图的著作成为解剖学的权威。

虽然蒙迪诺主要继承了盖伦的理论，他的功绩却是引起了大众对于直接观察人体的兴趣。正是由于他，意大利的大学最早开始了对于人体的解剖。1340年，蒙彼利埃大学也走上了这一道路。

最早的人体解剖是如何开始的呢？须知，按照当时的观念，医生在对人体解剖时，要能感受到违抗禁令的庄重感以及解剖行为的象征意义。对人体的解剖不是随地都可以的，它要在一个极为庄严的地方进行，即解剖剧院。人体解剖也不是随便就可以进行的，它需要一套系统而又严格的仪式。

彩插第5页[1]上的人物正是当时已于百年前去世的蒙迪诺·德·卢齐。他身穿长袍，立于讲台之上，显出他的地位：这

---

[1] Illustration tirée de la *Leçon d'anatomie* de 1495, qui est ajoutée à la troisième édition du *Fasciculus medicinae* de Jean de Ketham.

是一位教师（magister）。在他之下外科手术员，通常是由一位身着露臂短袍的理发匠担任。露臂暗示着他身处下层：这是一位解剖员（prosector），负责实际操作。第三个人立于理发匠的身后：这是一位展示员（ostensor）。他的职责是展示躯体的不同结构。讲台之上，医生高唱尊崇盖伦著作的赞歌，而解剖员在解剖尸体时并不能看到他。

这一场景类似于神学会议：宗教礼仪战胜了解剖实验的真理。因为真理早已存在于盖伦的著作当中，人体解剖的目的不过是进一步证实它的观点，而非使之相悖于解剖的结果。解剖只是为了给典籍做注。在这种情况下，最初的解剖无疑不能大力促进科学的发展。

两个世纪后，波伦亚和帕多瓦的解剖学家们意识到了此前解剖的不足之处。安德烈·维萨里改变了这一方式。他从讲台上走下来，亲自解剖人体，并将结果公之于众。此后，盖伦的著作不再被奉为解剖学的权威。

安德烈·维萨里（André Vésale）

佛拉芒人安德烈·维萨里（1514—1564 年）生平全貌仍然不为众所知，我们只知道他于 1514 年 12 月 31 日生于布鲁塞尔。他的父亲是查理五世以及奥地利的玛格丽特的药剂师。在布鲁塞尔时，维萨里家住绞刑台对面。自小他便习惯面对执行死刑后的各类尸体。

这位心智早熟的年轻人痴迷于了解"人体机器"的奥秘，他成功说服了几个同他一样年轻的学生，组成团体，盗窃死尸用来研究。在鲁汶学习之后，他于1533 年进入巴黎大学医学院学

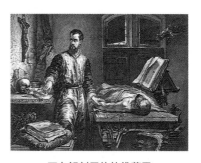

正在解剖尸体的维萨里

图片来源：©Bibliothèque de l'Académie nationale de médecine (Paris).

习。那里，他遇到了老师费内尔、甘瑟和迪布瓦。雅克·迪布瓦，又称西尔维于斯（Sylvius，1478—1555 年），曾是蒙彼利埃的医生，他坚信盖伦的学说。同时，他还是一位语言学家，是将阿拉伯语的医学用语从中世纪语言中剔除出去的先驱之一。此外，他还给大量的血管和肌肉进行命名；脑动脉也以他的名字来命名：Sylvienne。

在巴黎，维萨里极为有名。他与米格尔·塞尔韦特、纪尧姆·朗德勒志同道合。朗德勒（Rondelet）是拉伯雷的朋友。拉伯雷在《巨人传》一书中，以他为原型，创造了孔蒂比利（Rondibilis）一角。朗德勒痴迷解剖，犯下大错：在蒙彼利埃时解剖了岳母及亲生子的尸体。

维萨里在巴黎逗留时，弗朗索瓦一世与查理五世之间爆发了战争。他被迫匆匆离开巴黎，返回鲁汶以完成学业。1537 年 2 月，维萨里获得了医学业士学位。

在那个时代，一个自我要求严格的医生不会错过游历帕多瓦。

因此，1537 年 11 月 15 日，维萨里出现在解剖学院内。两周后，他获得教授外科学和解剖学的教职。

很快，他便因为教学方法独到而大受欢迎，尤其是他运用了人体各个部分结构的解剖图。在此之前，绘图和提纲从未被运用到解剖学教学之中。比如，他的老师迪布瓦就十分反对应用插图，认为学生们只需要看课本。维萨里的六幅图解，即著名的"解剖六图"，于 1538 年在威尼斯出版。其中三幅是提香的学生所作，他是一位名叫乔安·斯提法尼·维·卡勒卡尔（Joan Stephan Von Kalkar，即 Giovanni di calcare）的荷兰人；其他三幅是维萨里自己的作品：它们分别展现了人体的动脉、静脉和神经系统。

但是，维萨里在解剖学上最主要的贡献在于他的解剖方法。他不再在讲台之上为盖伦的错误理论高唱赞歌，而是成为一个理发匠—外科手术员，亲自给尸体"开刀"。他不再是维护神学礼仪中的一员，一变而为"剖检者"（autopsie）——此词的希腊原意是指"亲眼来观察的人"。

很快，他就发现，盖伦关于解剖学的论述是从动物身上推论而得的。1540 年，他在波伦亚进行了一次公共解剖。他将一只猴子的骨骼与人的骨骼进行对照，证实了盖伦所描述的一些特点确实只存在于猴子身上。

在帕瓦多居住期间，他曾受到法官马尔康托尼奥·孔塔尼

（Marcantonio Contarini）的帮助。法官向他提供大量受刑的死尸，有时甚至根据维萨里的需要来决定执行死刑的时间。

这一努力的成果便是于 1543 年出版的《人体构造》一书，当时维萨里年仅二十九岁。此书的出版动摇了传统的解剖学观念。医生兼哲学家的乔治·冈圭朗认为："尽管此书尚有某些结论及论述不够准确，但仍不失为科学思想发展史上一部里程碑式的力作。"[1]

虽说此书的出版受到了迪布瓦以及教会的一些批评，但它耀眼的成就使维萨里结识了佛罗伦萨的美第奇家族。可能是想超过他那只是药剂师的父亲，维萨里一心想要成为查理五世及其继任者菲利普二世的御医。然而，西班牙宫廷的荣誉及义务很快使他厌烦起来。他抱怨许多富贵病人的病根常在于放任饮食、纵欲无度，得的无非是"法国病"、肠胃毛病以及慢性病。

当时，他的学生法罗皮奥的一本著作使他想重操解剖旧业。一次，经过对方家人同意，他对一位在决斗中死亡的西班牙绅士进行剖检。然而，在场有个人靠在尸体上，引起静脉反流，导致右心房有了跳动。这一跳动被认为是心跳，维萨里也因此被控告

---

[1] Christine Heilman, La Fabrica de Vésale ou la mise en scène de la raison médicale. Enquête sur un anatomiste au-dessus de tout soupçon, in Alliage n°39, été 1999. Lire aussi Georges Canguilhem, L'homme de Vésale dans le monde de Copernic. Extrait du recueil du quatrième centenaire de la mort d'André Vésale (19-24 octobre 1964, Académie royale de médecine de Bologne), in Études d'histoire et de philosophie des sciences, Vrin, 1968, pp. 146-154.

解剖了一名活人。经特伦托会议佐证，宗教裁判所很快对其进行调查，并于 1560 年宣判他死刑——因他对活人进行解剖，并且曾宣称女人与男人的牙齿和肋骨一样多，这显然不符合《圣经》中的记载。

菲利普二世倾尽全力，使他的私人医生免去宗教裁判所的折磨，同时将死刑减轻为流放，改为去圣地进行朝圣并以此赎罪。朝圣归来途中，维萨里遭遇了海难，船只在扎金索斯岛（位于今希腊境内）搁浅。此后他漂泊乡间，1564 年 10 月 15 日，因饥饿疲惫惫死于一位农民的家中。

维萨里将其重要著作《人体构造》献给查理五世。书名显示出他论述人体"构造"——人体结构和运行情况的雄心。当时，原始机器概念刚刚萌芽，此书的出版无疑与这一思潮相符。

这本书共有 7 卷，包含 663 页论述及 300 副木雕。对于肖像学而言，不啻一种革新。它受益于印刷术的进步以及绘画艺术的最新成果。这些引人注目的大量骨骼图画借鉴当时最先进的透视技术，出自提香学院的优秀画师之手。

为了保证书籍大卖，维萨里在出版一事上煞费苦心，采用了许多颇为现代的营销技巧。威尼斯的出版业当时江河日下，维萨里避开此地，选择了巴塞尔的一位名叫奥普理努斯的出版商。此外，这位谋略家还在著作出版两周后，又出了一部精简版本，名为《概要》，并将它献给了菲利浦国王。《概要》与《人体构造》

封面相同，但只有 50 页和 7 幅插图。书籍除了拉丁版本，还以许多其他世俗语言来发行，尤其是德语。它致力面向最广大的受众：包括那些不懂拉丁文的理发师——外科手术员以及外科学和解剖绘图学的业余爱好者。

序言一开始，维萨里就批评当时的医生："虽说医学因为蛮族入侵而遭到破坏，但导致治疗艺术被恶性肢解的罪魁祸首并非哥特人，而是医生自己，是他们一步步逃避了医学真正操作的可能性。他们吹嘘自己是自然科学家，并将自己的三个工具交付到别人手中，从而分解了医学体系：'食物疗养制度被交付给病人护理人；药物的制作和使用交付给了药剂师；尤其是医学中最重要、最古老的一个分支——外科技术彻底成了外科手术员的事儿，他们在家中进行手术。'"[1]

维萨里主张重新夺回那些"丢失的关于人体器官的知识"，同时抛弃盖伦的动物模特。他斥责盖伦忽略了"人体器官与猴子器官存在的各种不同"。[2]

序言中所提及的这两个观点在书中的各方面都有体现（参见

［1］　Christine Heilman, La Fabrica de Vésale ou la mise en scène de la raison médicale. Enquête sur un anatomiste au-dessus de tout soupçon, in Alliage n°39, été 1999. Lire aussi Georges Canguilhem, L'homme de Vésale dans le monde de Copernic. Extrait du recueil du quatrième centenaire de la mort d'André Vésale (19-24 octobre 1964, Académie royale de médecine de Bologne), in *Études d'histoire et de philosophie des sciences*, Vrin, 1968, pp. 146-154.
［2］　Georges Canguilhem, L'homme de Vésale dans le monde de Copernic..., op. cit.

彩插第 6 页）。扉页上画的是帕多瓦大学的一堂解剖课的情景，因机缘巧合，被艺术家卡勒卡或他的老师提香，用科斯林式圆柱所构成的半圆加以润饰，旨在追忆古希腊遗风。画的中间，维萨里身穿绣花礼服，以手指着女尸的内脏，面向公众。这一姿势意味着，他一人身兼过去解剖工作中的三个角色：负责解剖的解剖员、负责展示的展示员以及负责讲解的教师。一具人体骨架悬挂在中央，表明这是在进行人体解剖。有心者还能从这具骨架中发现过去那位站立在讲台上的经院哲学大师的遗体，如今，维萨里已经取消了这个讲台。一只滑稽的猴子和一只乞丐的狗影射的是盖伦的动物解剖。在维萨里工作的桌子下面，坐着两个愁容满面的理发师，他们不能亲自动手，只能帮衬着磨磨刀具。

当时的解剖课不仅是上流人士的聚会，也是专业人士的研讨会。这次大会人员众多，其位置分布也隐含一种象征意义：图画左边，即维萨里的旁边，是一群反对盖伦主义的现代解剖家，有科伦坡、法罗皮奥和朗德勒；他们对面是坚持古代观念的盖伦主义者，有西尔维于斯，贡蒂尔·达德纳赫。离维萨里最近的是帮助他书籍大卖的人，有提香和法官马尔康托尼奥·孔塔尼。版画的左上方是出版商奥普里努斯和革新者路德、梅兰希通和米格尔·塞尔韦特。奥普里努斯的竞争者，威尼斯著名的出版商阿尔德·马努斯被搁置在了右边，即盖伦主义支持者的一方。维萨里本人处于这一场景的中心位置，他的目光直视着观众。

《人体构造》一书有两个版本，二者略有不同。在第一个版本（1543 年）中，维萨里声称："大量的血液通过膈膜，从右心室渗透到左心室中（少量血液在达到左心室后，与肺部的空气相混合）。"[1]第二个版本（1555 年）则对血液通过膈膜的转移过程表现出严重的怀疑："切不可轻易教授学生们关于室间膜有孔的所谓知识……这一膈膜同心脏的其他区域一样的厚、一样的紧实、一样的稠密……尽管我曾提到过发现一些小窝，却仍没有看到这些少量的血是如何通过穿越右心室到达左心室的。"[2]

盖伦关于室间隔上有小孔的错误理论由此被修正。若是维萨里抵御住了查理五世宫廷的诱惑（这有害于解剖和研究），他很可能早一步发现血液小循环。另外，两位与他关系亲密的人物：他在巴黎大学的同窗米格尔·塞尔韦特和他在帕多瓦大学的学生雷奥勒多·科伦坡之后在这一发现中扮演了重要的角色。

在肯定维萨里成就的同时，也不能避而不谈同代人巴托洛梅奥·欧斯塔基奥（1520—1574 年）的贡献。他对于奇静脉系统和下腔静脉系统做了近乎完美的描述，且下腔静脉的终端瓣膜最终以他的名字来命名。他认为右肺含有三片肺叶，而维萨里认为只

---

[1]　*Histoire de la cardiologie et des affections vasculaires*, op. cit., p. 50.

[2]　André Vésale, *Andreae Vesalii Bruxellensis de humani corporis fabrica libri septem*, Basileae, J. Oporini, 1573, pp. 588–589, in Culture et civilisation, Bruxelles, 1964.

有两个。

对解剖学有兴趣的不只是医生，还有艺术家。尽管当时法律严格规定只有医生才有权利进行解剖，但是，画家和雕塑家们利用掌管医疗机构的修道士，私底下进行一些解剖。列奥纳多·达·芬奇（1452—1519 年）私下就常在罗马的佛罗伦萨圣灵医院的死尸房里进行解剖，而这是奉恺撒·博尔吉亚之命行事。他曾完美地描绘了冠状动脉、乙状主动脉和主动脉窦，却并未予以命名、定义，故而未能赢得解剖学家的名号。米开朗基罗也做过大量的人体解剖，直到晚年还在继续。关于这点，他的传记作者佐治奥·瓦萨里有过记载。

▶▷　血液小循环

血液小循环在 16 世纪被发现这绝非是一种巧合。这一世纪神学纷争不断，故而思想极度活跃。我们发现首次提及血液小循环的西方书籍并不是医书，而是一本由西班牙人米格尔·塞尔韦特所著的、被视为异端的神学书籍。

玛格丽特·尤瑟纳尔在《苦炼》一书的后记中说，她是受了维萨里和塞维尔两人的启发，才创造出泽农这个角色。这个 16 世纪虚构的历史人物"见证了许多影响深远的事件的发生：中世纪后神权和政权分裂为敌对势力；建立新教的宗教改革的失败，以及镇压左翼；同样失败的还有天主教，它在长达 4 个世纪里禁闭在反改革运动的铁质紧身衣里；地理大发现越来越沦为对世界赤裸裸的瓜分；资本主义经济取得长足发展，与君主制时代的开端紧密相连。"

宗教改革和反宗教改革

随着来自拜占庭的柏拉图主义思想家的到来，15 世纪的佛罗伦萨兴起了一种新的文化氛围，其中诞生了一场针对亚里士多德的质疑运动，并最终于 16 世纪演变为一种对逍遥派哲学的强烈对抗。被教会禁锢的思想体系最终被炸得粉碎。此体系在物理学上原以亚里士多德和托勒密为首，在医学上则奉盖伦为尊。宗教信条也未幸免于难：教皇神甫的权威遭到整个欧洲的挑战。抗议运动如野火般蔓延，在日耳曼及盎格鲁—撒克逊国家中的影响更为深远。

面对死板且不容置疑的教会，宗教改革开始了对于教皇权威的挑战。改革者们一致认为应摧毁教会原有的秩序，但是在重建问题上却起了分歧。此时出现了一大批神学改革家，且每个抗议的城市都要求进行自我改革，反对建立统一的新教教会。自此，抗议运动催生出了多个独立的宗教派别。

正如所有的改革运动一样，开始大家一腔热情，打破旧秩序，随后便又陷入专制。如同钟摆的来回摆动，改革者路德所倡导的反抗者的自由，在日内瓦又变成加尔文手中严苛的秩序与条律。

科学和医学在新教世界里的发展，并不意味着新教神学家就比天主教神学家们更为支持新的科学思想。但是神学家们反对科学的声威却明显减弱了。

新教最初为反对教会权力的泛滥而设立，因而只能牺牲宗教以促进世俗权力的发展。笛卡儿惊于教会对于伽利略的处罚，遂流亡到荷兰。荷兰政府秉承宽容的原则，不顾新教神学家们的反对，热烈欢迎他的到来。

另外，新教同天主教一样没有中央政权，也没有诸如宗教裁判所之类的爪牙。

但是，以发生于 16 世纪的神学与科学之间的主要斗争为例，（面对哥白尼欲以太阳取代地球作为宇宙中心的"日心说"），新教教徒表现得比天主教徒更为恶毒。路德就曾用言语攻击哥白尼："有些人听信新晋占星家的邪说，一心想要证明是地球在转动，而非天空、太阳或月亮……这个傻瓜妄图推翻所有的天文科学；但是《圣经》告诉我们，若苏埃命令太阳而非地球停下。"[1]梅兰希通完全同意他的观点，加尔文补充道："谁胆敢将哥白尼的权威置于圣灵的权威之上？"[2]

---

[1] Bertrand Russell, *Science et Religion*, trad. Philippe-Roger Mantoux, Folio essais n°125, 1971, pp. 18-19.
[2] Ibid., p. 19.

虽说科学在新教世界里得到了发展，但这并不是因为受到路德或者加尔文的支持，而是受益于新教伦理。新教伦理也有助于资本主义的发展。关于此点，马克斯·韦伯在他的著作《新教伦理与资本主义精神》中已有说明。

新教虔诚派的教义将工作视为一种义务、一种目的，由此促进了许多职业的诞生。路德严格处罚那些选择逃避世界、企图通过祷告和静修来表达对上帝的热爱的天主教僧侣，他认为这是一种无效的、自私的选择。他主张人们选择在今世苦行，目的是通过今世暂时的劳作，来表达对来世的爱。人们应该舍弃今世的幸福与欢愉，并信仰上帝，不应避世独居，而应投身于对社会有益的事之中。

面对宗教改革，天主教世界通过发起反改革运动予以回击。特伦托会议（1545—1563 年）便是拉丁基督教对于新教的回应。将罗马与日耳曼蛮人分离开来的传统边界线上，西方基督教国家的断痕宛然。对应于两种不同的语言、两个相异的精神空间，天主教和新教成为自蒙昧时代以来便对峙的两个世界对立的新形式。

收复失地运动的好战精神以及自美洲涌入的财富，让西班牙人在主教会议上成为罗马教廷最狂热的拥护者。此时的西班牙神学思想活跃，涌现出一大批名士。其中有大德兰、圣依纳爵·罗耀拉和米格尔·塞尔韦特。

天主教的反击主要从三个方面展开。一是重新恢复宗教裁判所，建立最高法庭，即圣职部。圣职部人员由教皇任命的主教们组成。二是在多明我会的影响下进行重新定义教义。多明我会强制人们学习他们的老师托马斯·阿奎那的著作，阿奎那因此被尊为教会博士。通过他，人们也学习其导师亚里士多德的作品。天主教会的欧洲自此具备了一种控制科学思想的极权制度，所依靠的便是斯塔吉拉的作品，这些作品的影响一直延续至18世纪。三是对科学而言极为有益，那便是修会的增加，比如依纳爵·罗耀拉创立耶稣会。作为反宗教改革的长矛，该修会在西方的科学革命当中扮演着决定性的角色，因为它肩负教育功能，制度完备，其最具权威的组织要数罗马学院。耶稣会士有三个目标：对神甫的教导、对年轻人的基督教教育以及对人民的精神改造。

血液小循环的"疑案"

到了这一阶段，血液小循环的发现史进展到了哪一步呢？让我们来回顾一下盖伦留下来的重大错误：室间隔的渗透性和荒诞的血液循环理论。后来的阿维森纳不过是重复了希腊大师的错误理论。

13世纪，伊本·纳菲斯在他对《医典》的评论中，纠正了盖伦和阿维森纳的错误。但是自他去世后，其著作也随之湮没，好似并未在西方历史上存在过一样。这是因为意大利和西班牙的翻译运动只停留在对 12 世纪以前古希腊和阿拉伯大师的著作的译介，而对后来的阿拉伯著作却未关注。

1553 年，即伊本·纳菲斯去世二百六十年后，西班牙人米格尔·塞尔韦特出版了他的著作《论基督教的重建》，并因此书而殒命。他在书中定义了血液小循环，由此长期被西方世界视为血液小循环的发现者。

但是后来的许多学者认为塞尔韦特的荣耀事实上应该归属于他的同代人、帕多瓦伟大的解剖学家雷奥勒多·科伦坡，比如阿希尔·夏侯就曾于 19 世纪末在巴黎医学院的一次简短演讲中提及过此事。意大利人科伦坡的著作在他死后于 1559 年出版。他并不满足于停留在对血液小循环的描述上，同时还通过对动物的活体解剖以及人体死尸的解剖来进行演示。因此塞尔韦特应该是第一个将血液小循环公之于众的人，他可能是从科伦坡的学生助手，一个名叫巴尔韦德的同乡那里，得知了这一知识。

到了 20 世纪初，1924 年，一位名为阿尔达维的埃及医生发现了伊本·纳菲斯的手稿。于是，塞尔韦特的发现者身份再次被质疑。东方学者马克斯·迈尔霍夫于 1993 年指出，伊本·纳菲斯的学说在帕多瓦大学十分流行，这些学说很可能是被安德里亚·阿尔帕戈恰巧于雷奥勒多·科伦坡的著作发表前所披露。他暗示后者至少受到了阿拉伯医学成果的启发。

安德里亚·阿尔帕戈（Andrea Alpago，？—1522 年）和他的侄子保罗

将这一学说传播至西方的是一位真正的传奇人物——安德里亚·阿尔帕戈，他出身于贝卢诺的贵族家庭，家族成员世代都为公证人。他在帕多瓦大学接受纯正的教育，攻读哲学和医学双学位。他初次到达东方是在 1487 年，作为威尼斯领事馆的医生被派遣到大马士革。当时，他带着已是孤儿的三岁侄子保罗到达东方。后来，其译著也因侄子得以传播。关于这次旅程，在安德里亚·阿尔帕戈与威尼斯共和国的通信中有详细的记载。阿尔帕戈在信中显示出一个地缘政治分析家敏锐的嗅觉。他预言，好望角被发现后，原来经由葡萄牙人开辟的香料丝绸之路必将改道，这势必会给威尼斯带来恶劣的影响。

他迷恋东方，常常身着东方服饰，遵守东方习俗，因而被称为“最早的阿拉伯专家”。他精通阿拉伯语，熟悉伊斯兰教各种复杂的派别分支。他潜心研究阿拉伯著作，并将其译为拉丁语。他广泛结交东方知识圈内人士，结识了一位名叫伊本·马基的医生，将其视为老师。他是文化名流，又对威尼斯贡献颇大，故而当他被人指控贪污和盗用公产时，威尼斯共和国置之不理。他的商业活动为他积累了一笔不小的财富。1517 年，在奥斯曼帝国入侵大马士革不久，他离开此地，衣锦还乡。

阿尔帕戈不仅翻译了阿维森纳的《医典》，还翻译了一些阿拉

伯医生对《医典》的评论。他也因此发现了伊本·纳菲斯的著作已然修正了盖伦关于膈膜的可渗透性的重大错误。

考虑到阿尔帕戈的译著在帕多瓦大学的影响之大，我们或许可以推断，在1553年米格尔·塞尔韦特和1559年雷奥勒多·科伦坡揭示血液小循环的真理之前，这一理论便早已被人熟知。但迄今也并未有任何资料可以证实这一猜测。

安德里亚·阿尔帕戈，这一文艺复兴时期迷恋东方的学者兼探险家于1522年1月去世。自此，这一秘密与他一起长埋地下。

米格尔·塞尔韦特（Michel Servet，1509—1553年）

有趣的是，神学才是米格尔·塞尔韦特的唯一爱好。塞尔韦特以路德和加尔文为榜样，一心要做个革新者。若说前两位只想改革教会，塞尔韦特则意欲通过反对尼斯宗教评议会上的结论、重建阿里乌斯教来改革基督教。[1]将基督教从三位一体论的教义中解放出来，是

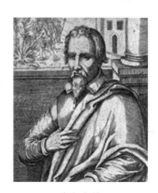

塞尔韦特

图片来源：Bibliothèque de Genève

[1]　新柏拉图学派影响下的阿里乌斯教派教义认为基督区别于上帝，由上帝受命和封神。因此，基督必然是由别人创造的，是低于上帝的神灵，一种上帝与人类之间的中介。这种阐释流行于4世纪，有很多的信徒，尤其在昂蒂奥什教堂和一些罗马皇帝之中。这种阐释险些战胜并取代基督教教义。在阿里乌斯教义的反对者们看来，耶稣并非一位地位较低的神灵，他是上帝的唯一实体。他并非由人或上帝而创造，而是孕育而生的。关键的词语是"同体""孕育"。这便是尼采的"信经"的含义。Pour plus de détail sur ce sujet, lire le remarquable livre de Richard E. Rubenstein, *Le Jour où Jésus devint Dieu*, La Découverte, 2001.

他生存的唯一目的。他既具备先知的风度，以一种预言的力量，使别人信服他的真理，又有着堂·吉诃德的精神，敢于向风车进攻，明知会失败也无所畏惧。

他孤高怪诞、冲动好斗，称得上一名异端分子。他一生四处游历，与人龃龉不断，最终受到天主教会和加尔文教会的双重审查。他爱好广泛，数学、地理、星相、法律等不同领域均有涉猎，后来才学习了医学。

1509年，他出生在阿拉贡地区锡耶纳的维尔纳夫。他的父亲是公证员，母亲是法国人。他少年时，便因抗拒西班牙的宗教裁判所而逃至图卢兹。让·德·昆塔纳是一位开朗外向的方济各会修士，是伊拉斯谟的弟子，查理五世的神甫。塞尔韦特十四岁时，昆塔纳曾将他带至波伦亚，一起观看教皇克莱芒七世为伦巴第国王加冕。这次旅行对于塞尔韦特影响深刻，让他目睹了教会的荒淫奢侈。也正是在意大利，他对解剖学和当时极为流行的阿里乌斯教教义的研究达到了新的层次。

让·德·昆塔纳死后，塞尔韦特先后在巴塞尔和斯特拉斯堡会晤了许多宗教改革的领袖，目的是说服他们改信非三位一体的学说。他没能成功，反而激起了这些学者们的愤怒。学者们告诉基督教徒，要提防这个"罪恶的西班牙人"的邪恶学说。被新教驱逐之后，他又遭到了天主教宗教裁判所的惩处。自此，西方基督世界再无塞尔韦特的容身之所，他只好改换身份。

　　这样，1531 年，我们便看到米歇尔·德·维尔纳夫的名字出现在了巴黎。这是《论三位一体之谬误》的作者署名。书中，他抨击了"三位一体"的错误思想，阐明了他对阿里乌斯教教义的拥护。随后，他起身到了里昂，担任特雷希塞尔出版社科学著作的校对员。由于被医学吸引，他再次前往巴黎，从事医学学习。他结识了巴黎学派许多著名的教授：费内尔、甘瑟和迪布瓦（即著名的西尔维于斯）。维萨里是他解剖课上的同学。曾受到此二人协助的甘瑟这样说道："我的第一位助手是维萨里。这个年轻人在解剖学上极有天赋，他接受的是纯正的医学教育，绝不驳杂。在他之后，与我在解剖工作上有着密切关系的人是米歇尔·维尔纳夫。他精通各种文献，对盖伦知识的掌握，可说无出其右。我许多关于盖伦的知识的了解要归功于他们，他们对于肌肉、静脉、动脉以及神经的研究使我大开眼界。"[1]

　　塞尔韦特同时深入研究星相学，或者说占卜术，受到了医学院内一些人的控诉。事件最终闹到了议会那里。由于害怕自己的身份被揭发，他迅即离开巴黎，还未获得博士学位，就移居到了外省。他在沙尔利厄（即卢瓦尔省）度过了三年，期间有过一次争吵不断的失败婚姻。

　　1540 年，他来到了维埃纳（今伊泽尔省）。特雷希塞尔出版

---

[1]　Richard E. Rubenstein, *Le Jour où Jésus devint Dieu*, La Découverte, 2001, p. 27.

社恰好刚于维埃纳开了一家分社。由于与城内主教皮埃尔·帕尔米尔以及特雷希塞尔出版社的关系亲密，他在出版社安稳地度过了十四年，负责书籍出版，研习医学。作为一个受欢迎的实践家，他曾为多位名人治病。他在维埃纳暂住期间，写下了自己的重要著作《论基督教的重建》，其中第五章节对肺部循环进行了描述。此书于1550年就准备出版，但直到1553年1月才正式出版，原因是出版商们怕受出版异端书籍的牵连。塞尔韦特最终自费出版自己的书。这本书共有734页，包含800多个例子。从1552年12月开始印刷，到1553年1月3日终于印刷完毕。

书刚一出版，悲剧就发生了。结果是，塞尔韦特在尚佩尔惨遭火刑。这场悲剧是出三幕剧。

第一幕：加尔文厌恶曾与他多次通信的塞尔韦特，下定决心将他交给天主教宗教裁判所。事情的进展出人意料：尽管审查官已然知晓了塞尔韦特的双重身份，却只一味对米歇尔·维尔纳夫进行否定，对他米格尔·塞尔韦特的身份却不予理会，也没有用那些可怕的审讯技巧。说到底，塞尔韦特背后有个强大的靠山，那就是主教帕尔米尔。

第二幕：第一次计划失败后，加尔文利用了他手上的筹码，即塞尔韦特的亲笔信函和他的部分手稿。塞尔韦特因此被捕入狱，在狱中他治疗了一些受伤的囚犯。教会开始了对他的诉讼，但是，多亏审查官通融，没急忙向他冷酷的敌人加尔文通风报信，塞尔韦特又一次在主教的帮助下得以越狱逃脱。随后，他因缺席罪，与其著作一起被判以火刑。由于未将其捕获，教会在维埃纳集市广场，将他的肖像和著作一并烧毁。

悲剧第三幕的发展实在有违常理。避难所何其之多，塞尔韦特却偏偏选了最糟的一个。实际上，历经四个月的漂泊，一到日内瓦，他就起身到圣·皮埃尔教堂去了，而加尔文当时正在那里布道。后续的发展，众所周知，他立刻被逮捕了。

第二次诉讼可谓举国瞩目。塞尔韦特事件成了加尔文与他在日内瓦的敌人之间的一次较量。10月27日，判决宣布了：塞尔韦特被加尔文派教徒判处死刑。次日，他被执行火刑，地点在尚佩尔——日内瓦附近一处常用以行刑的场地。塞尔韦特被带至一堆仍泛青的柴堆之上，头上戴着一顶绿叶缀饰的草环，叶上撒了硫黄，腋下夹着他的书。他的身子由一条铁链绑在木桩上。火烧得很慢。他发出一阵可怕的呻吟。忽然，他喊道："啊！耶稣，永恒的上帝之子，可怜可怜我吧！"[1]半个小时的酷刑后，他才断了气。这场酷刑激起了同代人的愤慨。塞巴斯蒂安·卡斯特利奥专门写了一本《论异端》，为自由以及兼容并包的精神为其进行辩护。书中，他这样痛斥加尔文："因为思想而对一个人施以火刑，这不叫

---

[1]　Roland H. Bainton, *Michel Servet, hérétique et martyr (1553-1953)*, Genève, Librairie Droz, 1953, p. 128.

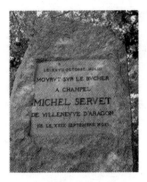

题献给塞尔韦特的石碑

维护教义，而是在谋杀。"[1]

加尔文派教徒对于塞尔韦特事件一直心有愧疚。1903 年，日内瓦人民在尚佩尔执行酷刑的场地上，竖起了一块花岗巨石。石上刻着这样的话："加尔文是伟大的革新者，因为时代的局限，他曾犯下大错，有违改革以及福音书所倡导的自由精神。其后代特立此碑，为他赎罪。"[2]

《论基督教的重建》有三本样书被一位无名氏从火中救出。其中一本略微被火熏黄，现存于法国国家图书馆。另外两本分别存于爱丁堡大学和奥地利的维也纳图书馆。维也纳图书馆的样书曾于 1709 年在纽伦堡得以重印。巴黎医学院图书馆所存的便是这次重印书籍中的一本。

这本神学书在医学史上之所以有名，全在于它第 169—171 页的内容。这几页主要进行了解剖学和生理学的论述，可以证明塞尔韦特对于肺部循环或者说血液小循环已经十分了解。在这本神学书中，在专用来论述"圣灵"的章节中，讨论科学的段落的存在是因为作者欲以借此来阐明神灵如何作用于人的智力。"《圣经》

---

[1]　Cité par Stefan Zweig in *Conscience contre violence*, trad. Alzir Hella, Le Castor Astral, 2004, p.21. Dans ce livre, Zweig revient sur le duel qui opposa Castellion à Calvin autour du cas Servet et en faitune confrontation entre dogmatisme et humanisme.

[2]　Préface d'Hervé Letellier dans Stefan Zweig, *Conscience contre violence*, op. cit.

中说，灵魂存在于血液中；经由口腔和鼻孔，它被上帝吹到左心室中。因此，为理解灵魂的移动，必须知晓空气和血液的运行。"[1]

塞尔韦特质疑盖伦的观点，他认为室间隔不具有渗透性："这条通道并非像人们通常想的那样，通过心脏的中间内壁而形成。生产出来的血液会经过漫长的绕行。血液自右心室开始，进入肺部，经过漫长的运行，最终被净化，变得更加清澈，然后从动脉进入静脉。心脏舒张时，左心室便吸入这种混合物，从而产生生命灵气，并将这种灵气运送至全身的动脉之中。"[2]

他隐约瞥见了肺部的血液氧合作用："混合着血液的空气，经由动脉自肺部运送至心脏。这种混合实则发生在肺部之中。鲜艳的颜色是由肺部而非心脏中的血液灵气造成的。"[3]

他的发现被认为是异端邪说，并未在解剖学界产生太大的反响。鉴于此，塞尔韦特不过是知识链条中的一个插曲。

雷奥勒多·科伦坡（RealdoColomb，1515？—1559 年）

雷奥勒多·科伦坡是一位出色的医生。继老师维萨里之后，他成了帕多瓦大学著名的解剖学课上的首席外科医生。约 1515 年，科伦坡在米兰地区的克雷莫纳出生。父亲是位药剂师，从小便让

---

[1] Achille Chéreau, *Michel Servet et la circulation pulmonaire*, Masson, 1879, p. 12. Lecture faite à l'Académie de médecine de Paris dans sa séance annuelle et publique du 15 juillet 1879.

[2] Michel Servet, *Christianismi restitutio*, chapitre De Trinitate Divina, liber quintus, in quo agitur de Spiritu Sancto, 1553, p. 170.

[3] Ibid., p. 171.

他接受开明的艺术教育，并将他送至威尼斯一位外科医生门下当学徒，这位医生曾是他父亲的顾客。他在医生那里学习了七年外科。父亲想让儿子接手自己的药房，但科伦坡还有别的志向，他并不满足于只当一名外科手术员。在他那个时代，外科手术员只被当成医生的下手。他立志学医，于1540年起身前往帕多瓦，拜维萨里为师，希望日后也能站在讲台上，讲授外科学和解剖学。

他勤奋好学，外科学上的经历更是让老师维萨里称奇。二人的关系也日渐亲密。维萨里甚至还在初版《人体构造》一书中对他赞誉有加。1542年，维萨里因事暂时外出。在离开帕多瓦大学之前，他建议科伦坡暂代他的职位。这个小插曲造成了两人关系的不和。维萨里回来后，听闻弟子竟对他的观点加以指责。他愤怒不已，竟在第二版的《人体构造》里，将原先对科伦坡的赞词一并删去。1544年，科伦坡正式接替了维萨里的位置。

两年后，受托斯卡纳大公科西莫一世·德·美第奇之邀，科伦坡前往比萨从事教学。此举大概是出于物质利益的考虑，因为这所新建成的大学，其声名远不及帕多瓦。

随后，他又应教皇保罗四世之邀，去了罗马。这段时间内，除比萨方面的职位外，他还身兼数职。在与托斯卡纳大公的通信中，他解释到，自己之所以去罗马，一则因为对方提供了大量尸体供他解剖，二则也想借此机会结交些画家朋友。要知道，科伦坡的梦想是写出一本超越老师维萨里作品的杰作，而后者著作的插画是由画家卡勒卡尔绘。科伦坡竟然认识了米开朗琪罗。为完成这部杰作，他可能与米开朗琪罗一起解剖。但这部著作并未能出版，因为米开朗琪罗已经七十二岁，实在不敢贸然答允这项浩大的工程。

直到 1559 年去世，科伦坡一直在罗马从事教学。同年，他两个儿子出版了他的解剖学遗著——《论解剖》，书中提及了血液小循环。借助自身丰富的经验，他对解剖做了极为精辟的阐释。此外，他的观点借由教学而得到传播。比如，他的学生巴尔韦德于 1556 年发表的一篇专论便提及了他的观点。

科伦坡天生具有实干精神，面对权威，也依旧能保持独立的品格。他高傲不屈，刻薄的言语为其招致了许多的敌人。他不仅同老师维萨里关系多变，与接替他帕多瓦解剖课讲师职位的继任者法罗皮奥关系也是如此。科伦坡脚踏实地，只相信死体解剖和活体解剖的经验："学习活体解剖一日，抵得上阅读盖伦的书籍三个月。"[1]一次解剖时，面对来参观的各界人士，他指出肺静脉被血液充满，并没有空气和水汽，并且讥笑其他解剖学家将静脉视作充满水汽的管道。

他对于血液小循环论述清晰，令人敬佩。这一论述证明了他早已发现了肺部的血液氧合现象："心脏有两个腔，即两个心室，

---

[1]　Achille Chéreau, *Michel Servet et la circulation pulmonaire*, op. cit., p. 27.

并非像亚里士多德说的有三个。这两个心室一个在左，一个在右；左心室比右心室要大得多。右心室里是自然血液，左心室里是生命血液。这实在是令人激动的发现……两个心室之间有膈膜。所有人都认为，右心室里的血液经由膈膜进入左心室。但其实血液经过的路程比这要长得多。事实上，血液经由肺动脉送至肺部。在这里，它变得更轻盈。随后，它与空气相混合，由肺静脉送至左心室：尽管这对所有人而言都是显而易见之事，迄今却从未有一人将其指明或书写出来。"[1]

关于血液循环发现者的各种推测

在西方，首次揭示血液小循环的荣誉是该归塞尔韦特还是科伦坡，至今仍是一个谜。

从日期上来看，塞尔韦特更占优势。他的《论基督教的重建》出版于1553年，而科伦坡的书则出版于六年后的1559年。我们或许可以假设，科伦坡是从塞尔韦特的书中获得了这一知识。这个证据并没有多大分量。我们知道，这本被视为异端的书籍实则并未有太多的传播。另外，在教师授课与书籍出版之间通常会有一个较长的延期。对于塞尔韦特来说，也可能是他参考了科伦坡的教学成果。

如果我们将科伦坡的学生巴尔韦德于1556年出版的著作考虑

---

[1] Colombo Realdo, *De re anatomica*, livre VII, *De corde et arteriis*, Venetiis, Nicolas Bevilacqua, 1559, p. 177.

在内，两本著作之间的六年间隔实则只有三年。巴尔韦德在书中表明自己参考了老师血液小循环的理论："在所有前人的著作中，肺动脉的作用仅是为肺部提供养料；肺静脉的作用则是将肺部的空气运送至左心室之中。因为他们认为肺静脉中没有血液。但是，如果他们做过我跟老师在活体动物和人体死尸上曾做过的实验，他们就会发现，肺静脉中的血液一点不比其他静脉里的少……既然肺静脉中含有血液，且由于血管口瓣膜的作用，这种血液不会来自左心室之中，那么我认为，这血液应该是经由肺动脉运送至肺部的。它们在肺部变得纯净，以便更好地转化为灵气。在与经由气管运送来的空气相混合后，它们一起进入肺静脉，肺静脉再将其运送至左心室。"[1]

还有一点让人困惑。塞尔韦特或者科伦坡他们是否参考了伊本·纳菲斯的著作？对此有两种互相对立的假说。

第一种假说坚持认为安德里亚·阿尔帕戈使伊本·纳菲斯的学说在帕多瓦得以流行，并影响了雷奥勒多·科伦坡和米格尔·塞尔韦特。且时间也恰好相符：阿尔帕戈来到帕多瓦是在16世纪的前二十五年，且在塞尔韦特的著作（1553年）和科伦坡的著作（1559年）出版之前，他的书便早已广为传播。然而，这一猜测存在两个疑点。第一个疑点是，1547年在威尼斯出版的伊

---

[1] Giovan Valverde, *Anatomia del corpo umano*, Rome, A. Salamaca e A. Laperi, 1560, livre 6, p.131.

本·纳菲斯的书籍并不含有关于血液小循环的论述。另外，我们也并未发现任何探讨此主题的伊本·纳菲斯著作的拉丁语译本。然而，阿尔帕戈的许多未曾出版的译著已经丢失，我们并不能排除伊本·纳菲斯的著作遗失的可能性。第二个疑点牵涉到维萨里。试想，伊本·纳菲斯的学说在帕多瓦大学如此有名，生于阿尔帕戈之后且在解剖学史上占有重要地位的维萨里又怎会未受到影响？为何他并未对盖伦的这一观点进行修正，却修改了其余 250处错误呢？

第二种假说是雷奥勒多·科伦坡和塞尔韦特压根不知伊本·纳菲斯的发现，他们分别发现了这种现象，要么是各自发现的，要么是一个借鉴了另一个。西方科学已经发展到了足以发现这个现象的阶段，解剖已经被大量实践，解剖学家也不再对盖伦的书籍"高唱赞歌"，而是亲眼观看人的身体。维萨里已经更正了盖伦的诸多观点，且在第二版的《人体构造》中，他对于室间隔上的小孔提出了质疑。

对于血液小循环发现者的争论仍是医学史上最大的疑团之一。

▶ ▷ 血液大循环

17 世纪：英国的科学革命

威廉·哈维能够在 17 世纪发现血液大循环，并不奇怪。因为为了建立基于观察和实验之上的科学，而对盖伦和亚里士多德学说的抛弃，最终导致了科学革命的爆发。

这一发现诞生在英国，也不足为奇。英国早已是两种不同世界观相互对抗的中心：一种是传统主义者，他们信奉神学，是保皇派，是亚里士多德经院哲学式方法的拥趸；另一种是革命者，他们支持议会制，是激进分子，是自然主义和实验主义的新科学的信徒。1649 年 1 月 30 日，英国人将国王查理一世送上断头台，从此彻底与旧制度告别。

那时的英国大学一直被教会控制，经院哲学使它十分僵化，以至于时代所需的种种精神，难以自发形成于耶稣会诸学院以及当地政府控制下的帕多瓦大学和莱登大学之中。当时，大学在英国并不受到重视，最活跃的社会阶层——商人决定资助民间教育中心及学院的建立，以便培养符合自己需要的才干之士。

一些思想家如弗朗西斯·培根（1561—1626 年）和托马斯·霍布斯（1588—1679 年）确立了一种注重实验和观察的新的研究方法，由此引发了一系列的变革。

弗朗西斯·培根是国王的掌玺大臣，既非学者也不是大哲学家。正是这位政治家在他关于科学的哲学著作中，提出了科学研究的一种新的组织理论：这一组织并非一个个孤立的个人行为，而是在制度引导下的系统化的集体成果。正是在他的思想的影响下，伦敦皇家学院得以建立。这一学院将他视作精神之父。

培根是经院哲学的死敌，他坚信考据古代的知识并无益处，古代知识是已被完成之物，相反地，应该从它的枷锁中解脱出来。他认为，"在考据派那里，亚里士多德、柏拉图、希波克拉底、欧几里德、阿基米德的哲学和科学是正确且极具权威的，但是久而久之，这样的科学和哲学只会变质"，他补充道："谈论阿拉伯人和经院哲学并无益处，他们那些浩繁卷帙只会压垮科学，而不会为它增加分量。"[1] 这一话语仿佛是对伯纳德·德·沙特尔的"被巨人背负的侏儒"的回应，它终结了西方科学史自 12 世纪起确立的"侏儒"形象。

培根倡导的归纳法旨在陈述基于实验和观察的普遍法则。这一方法使他常常被人诟病忽视数学量，且误解了演绎论证，即当一个解释性的假说被提出时，将所有可能的情况都考虑在内，并使它们全部经得起实验的检验。

哈维之前的先行者

血液小循环的学说已经确立，接下来便是血液大循环了。血液大循环指的是血液经由左心室的动脉向各器官输送，以及血液经由静脉从各器官向心脏回流。这一发现要归功于威廉·哈维。但是他之前的两位前辈也值得一提：安德烈亚·切萨尔皮

---

[1]　Jacques Blamont, *Le Chiffre et le songe. Histoire politique de la découverte*, Odile Jacob, 1993, p. 653.

诺，他提出了血液循环运动的观点；还有西罗尼姆斯·法布里休斯，他发现了静脉瓣开口的方向，并启发了哈维对于静脉回流的预测。回想一下，在当时，人们对于静脉回流以及血液闭路循环的观点实在不敢想象。大家一直认为，静脉和动脉中的血液只会朝单一的方向，从心脏向周身运行，然后被消耗，最后消失。

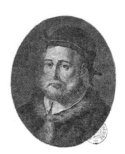

切萨尔皮诺

图片来源：©Bibliothèque de l'Académie nationale de médecine (Paris).

安德烈亚·切萨尔皮诺（Andrea Cesalpino，1524？—1603 年）生于意大利的阿雷佐。他在比萨学习医学，解剖学是师从雷奥勒多·科伦坡。切萨尔皮诺好钻研，兴趣广泛，对植物学和矿物分类极感兴趣。但是他能出名，主要因为提出了"循环"的观点。切萨尔皮诺通过观察心脏瓣膜口的机制，发现心脏尖瓣使血液只能单向流动，而不能回流到动脉之中。被亚里士多德比作潮汐的涨潮和退潮的来回运动，在切萨尔皮诺看来，应该是另一种情形。他认为，心脏尖瓣的闭合使来回运动变得不可能，他想出了一个循环路径，即血液从左心脏开始经由动脉，再经由大静脉重新回到右心脏。他指出，血液从右心脏重新出发，经过肺部，再到达左心脏，这一过程与前人所确立的血液小循环完全吻合。虽然他第一个使用了"循环"

这一术语，且论及了这一持续的运动，却仍然与血液循环的真正概念离得很远。他解释道，当人清醒的时候，血液自心脏运送至器官；当人睡觉的时候，血液从器官运回心脏。

奇怪的是，哈维并未提及切萨尔皮诺，然而他却不可能忽视其著作，因为切萨尔皮诺在罗马极为有名，而哈维当时就在帕多瓦学习。另外，切萨尔皮诺的著作《逍遥派问题》和《医学问题》发表于 1593 年，这两部作品对循环问题做了明晰的表述："为理解血液循环，须知道心脏的管口天然如此，以使大静脉的血液进入右心室，右心室通向肺部。此外，肺部的血液进入左心室，左心室通向主动脉。鉴于一些瓣膜位于血管口，我们便可以推知，从大静脉到肺部，再从肺部直到主动脉，存在一种持续的移动，正如我在《逍遥派问题》一书中阐释的那样。由于人处于清醒状态，天然热量向外运动，即运送至诸感觉器官；而当人睡眠的时候，相反地会形成一种向内的运动，即运送至心脏。我们可以认为，当人醒着的时候，大量灵气和血液进入动脉，因为正是通过动脉，它们才能进入神经；相反地，当人睡眠的时候，所谓的热量经由静脉而非由动脉返回至心脏，这是因为天然决定了进入心脏的入口是大静脉，而非主动脉。"[1]

西罗尼姆斯·法布里休斯·德·阿夸彭登泰（Girolamo Fabrizi

---

[1] Andrea Cesalpino, *Quaestionum medicarum*, livre II, Venetiis, ApudoIuntas, 1593, Liber primus p. 180.

d'Acquapendente，1537—1619 年）于 1537 年生于阿夸彭登泰的一个没落贵族家庭，后被帕多瓦地区的一个家庭养育长大。1559 年，他在帕多瓦获得了医学文凭。法罗皮奥是教授他解剖学和外科学的老师，对他很是器重。1562 年，法罗皮奥去世后，阿夸彭登泰接替了他的职位。

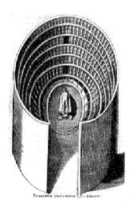

阿夸彭登泰的解剖剧院

他的名字与帕瓦多大学的解剖剧院联系密切，此剧院由他出资建成。威尼斯参议院后来用别的剧院取代了它，其标牌上仍刻着他的名字。

作为比较解剖学的创立者，阿夸彭登泰将人体器官与动物器官相比较。尽管他坚信古人的思想，反对循环领域内的一切革新，却仍然是静脉瓣开口方向这一重大发现的源头。然而，他并未认清静脉瓣的生理学作用，认为它们仅仅起到限制作用，"为防止血液像水一样大量地"从心脏流向周身。

"我将它们叫作小门（小孔）或者静脉瓣膜，这是一些极为纤细的小膜，位于静脉内腔之中，尤其存在于那些分布在四肢的静脉内腔之中。它们之间有间隔，或独立，或联结。它们的管口朝向静脉的管口。从外观上看，它们好似静脉的枝丫或茎秆。这也是为何我认为它们的构造是为了在某种程度延缓血液的流动，阻止血液大量或全部流向手脚四肢，限制血液的流动。请诸位看看古人以及当代人是如何看待这些小孔的。没有任何人提及它们，没有任何人看到它们，直到 1574 年我在一次解剖中，欣喜若狂地发现了它们。"[1]

他的学生哈维指出了他的错误，并由此提出了静脉回流。他明白了这些瓣膜的开口方向决定了静脉血从身体向心脏的回流。这一看法被实验证实，促使他发现了血液大循环。

哈维的革命性发现

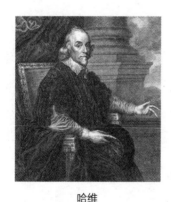

哈维

图片来源：©Bibliothèque de l'Académie nationale de médecine (Paris).

威廉·哈维（William Harvey），1578 年 4 月 1 日生于肯特郡的福克斯顿，当时正值伊丽莎白一世执政。其父名为托马斯，是当时的名流，一位贩卖东方产品的商人。其母名为约翰·哈克，这是她的第二次婚姻。家中共有九个孩子，威廉年龄最大，却活得比他的姐弟都长，除了最小的弟弟厄里雅布。厄里雅布最后继承了大哥的遗产。

十岁前，他常去村里破旧的小学听课。十岁后，哈维进入坎特伯雷地区的国王学校学习。十六岁时，他考进剑桥大学的冈维

---

[1] Fabrizi Girolamo d'Acquapendente, *Anatomici patavini, de venarum ostiolis, Patavii*, ex typographia Laurentis Pasquati, 1603, cote 3, p. 1.

尔·基斯学院学习医学。此学院三十六年前经由一个曾在帕多瓦大学学习、与解剖学院颇有渊源的医生重修扩建，由此开辟出一条光辉的意大利大学之路。

当时，英国的大学体制已然僵化，精英们被迫前往欧洲大陆，去进一步完善自己的教育。正是因此，1599年，哈维离开剑桥，起身到了帕多瓦。在这所大学里，每个外国人都有自己的顾问。哈维迅速当起了英国人的顾问。每个顾问都可以拥有自己的徽章，并将其刻在学校的墙上。哈维的徽章总是在二楼一根圆柱的柱头上。他在帕多瓦盘桓期间，有幸遇见了时代的巨人——伽利略在那里讲授科学课。哈维还上过阿夸彭登泰的课，由此萌生了关于血液循环的最初设想，后来他回英国时深化了这一猜想。

此次重返伦敦是他晋升的开始。这一晋升不仅是指他在圣巴托罗缪医院的从医生涯，也是指他在伦敦医师学院内的教学和研究。尽管他的意大利文凭已经使他能够在英国行医，但是自他返回英国起，就一直期望能获得剑桥的学位证书，以便报考伦敦医师学院。此院仅为具有英国大学医学学位的人提供教研的机会。获得剑桥的证书后，他于1604年10月5日被伦敦医师学院录取，此后不到三年，他便成了教师，或者说研究员。

他在此地晋升很快，一方面是在行政职位上，他坐上了最高的职位——财物主管，另一方面是在科研职务上，1615年，他成了最受瞩目的"伦姆雷讲座"的主讲人。这是由伦姆雷勋爵当年永久授权创立的一个关于解剖学和外科学的讲座。按照伦姆雷的意愿，有一条严苛的规定便是讲授者必须是医学博士，经验丰富且学问渊博。此为终身教职，教学活动每七年为一个周期。一年之中，每逢冬季，讲授者需要举行隆重的仪式进行解剖。只要尸体的状态允许，解剖为期五天，分两次会议展开。

正是在 1616 年 4 月 16、17、18 日，即周二、周三、周四的解剖课上，哈维提出了他的血液循环理论。他本人手稿中的笔记可以证明，他的发现确实完成于那一时期，虽然他于十二年后才出版了自己的书《关于动物心血运动的解剖学推演》。在书中，他以坚实的经验论述了自己的观点。

在圣巴·托罗缪医院，他的日程因其职位要求而相当规律：早上，他探访病人、培养助手；下午，他在诊室会诊。这样繁忙的日程并未阻碍他做一个好丈夫，每到午饭时间，他必抽身与妻子共度这一神圣的时刻。1604 年，他与伊丽莎白·布朗结为夫妇，没有生育子女。他喜爱美酒佳肴，这一爱好导致他的痛风经常发作。他采用了一个十分独特的方法来治疗痛风，即洗冷水浴。有时，他在晚上消失，偷偷对他诊治过的已故患者进行尸体解剖。

他的名望使他在 1630 年被任命为查理一世的御医。自此，他的命运便与这位国王的命运联系在一起。国王将他视作自己的顾问，经常向他请教国家的许多政治问题。

1638 年，太后玛丽·德·美第奇偕同自己的私人医生里奥兰，前往伦敦看望自己的女儿，即查理一世的妻子。国王的御医哈维与太后的医生里奥兰就此相识。二人惺惺相惜，一见如故。证据便是他们的通信。1648 年，里奥兰曾寄给哈维自己的《纲要》，而哈维则向他回复了两封著名的信件。

1639 年，内战爆发。十年中，哈维颠沛流离。为追随国王，他被迫离开已被议会党占领的伦敦，失去了自己在医师学院和圣巴托罗缪医院的职位，并眼睁睁看着自己的房屋被士兵侵占，科研笔记惨遭销毁。

尽管战争带来了巨变，哈维在接下来的三年里仍继续行医、实验，同时担任了牛津大学麦尔顿学院的院长。

牛津投降后，他又秘密返回伦敦，当时是克伦威尔专政时期。直到 1649 年 2 月 9 日，国王被执行死刑时，他才露面。他品格崇高，一直保持着对国王的忠诚之心。

晚年他与弟弟厄里雅布一起隐居，1657 年 6 月 3 日，因脑血管疾病突发而去世。

《关于动物心血运动的解剖学推演》

端详此书，当真让人欣喜。虽只是小小一册，却影响深远。书中所阐明的理论为心脏病学奠定了基础。此书开本小巧，便于装入上衣口袋，随身携带。全书共 72 页，分 17 个章节。

这一杰作以对低等哺乳动物的观察、简单的实验和归谬法的推演为基础，论证严谨。

印在封面的书名中有"推演"一词，此为谦辞，意指"初次随笔"。《关于动物心血运动的解剖学推演》意即：关于动物的心脏及血液运动的解剖学。下面是"英国人威廉·哈维著"以及更小的一行字"国王御医兼伦敦医师学院解剖学教师"。封面的下方，即插画下面印有"法兰克福"，这是出版社所在地。然后是出版商的名字纪尧姆·伊泽尔。名字前面有"Sumptibus"的字样，意思是说，此书是由出版商自费出版的。最后一行是罗马数字：1628年，这是出版的年份。此书出现在法兰克福国际博览会展上。这是出版商伊泽尔的强烈要求，他希望此书得到最广泛的推广。

书内是双重题献：首先，"献给最尊贵无畏的查理，大不列颠国王，信仰的捍卫者"，其次，"献给极为博学、极为伟大的阿尔勒医生，他是伦敦医师学院的院长，我的挚友，同时也献给我最亲爱的朋友们、其他医学学者以及我的同僚们。"

哈维的著作是他那个时代科学思想发展的结果。学者从低等哺乳动物的观察出发，通过理性来建立假想，再经由简单的实验进行检验。低等哺乳动物更容易观察，因为它们的心脏是透明的，且运动得更慢。通过这些验证，他提出了自己关于血液循环的理论，随后又将其运用在临床实践之中，加以检验。

哈维在第一章中解释道，他之所以决定写这部随笔，是因为以往关于这个主题的论述并不能使他信服。随后，他陈述了自己在理解心脏运行方面遇到的困惑，主要是由它运动得太快引起的："我立刻意识到，这个问题太艰深了，且充满了困难，以至于我几乎与弗拉卡斯图琉斯有同样的想法，认为只有上帝才了解心脏的运动。实际上，心脏运动的快速性使人不能够辨认出收缩和扩张是如何产生的，也不能察觉出膨胀和收缩发生于何时何处。在许多动物的身体中，心脏的运动一眨眼就完成了，如闪电一样，似乎在故意躲避人类的目光。"[1]

第二、三、四、五章论述了心脏的"泵的功能。"

在名为"活体解剖中观察到的心脏运动"的第二章中，哈维驳斥了以往的观点。那些观点认为扩张是心脏的积极阶段，在这一阶段，心脏积极地吸引血液。为了证明他的观点，他对心脏透明的冷血动物（如蛇和青蛙）进行了观察，它们心脏跳动很慢。他指出，当运动时，心脏变得淡白无色，而当休息时，心脏会重新恢复它的颜色。他由此推断，当心脏以一种消极的方式扩张时，它会充满血液，而当它以一种积极的方式收缩时，则会倾空血液。"同样，心脏真正处于积极状态时，是在收缩，而非扩张；心脏用力不是因为舒张，而是因为收缩；只有这样，它才会运动、收缩和用力。"[2]心尖冲动也与收缩相吻合，"我们通常认为，当心脏搏

---

[1] William Harvey, *Traité sur les mouvements du coeur et du sang chez les animaux*, op. cit., p.11.

[2] Ibid., p. 17.

击胸部时，脉搏在体外也能察觉到，心室膨胀，心脏充满血液，然而事实相反，心脏的搏动发生在心脏收缩和血液倾空之时。因此我们原本以为的舒张其实是收缩，且心脏真正处于积极状态时，并非在舒张，而是在收缩。"[1] 心脏就像一只泵，"当它运动、收缩时，将血液逐出；当它不再运动、放松之时，血液便汇聚到心腔之中"。[2]

名为"活体解剖中观察到的动脉运动"的第三章重新讨论了动脉扩张的问题，作者希望将这一问题廓清。他认为，这一积极现象实则与动脉自身有关。他发现，事实上，当动脉被切开时，血液只有在动脉扩张时，同时伴随着心脏的收缩，才会喷射而出。"它们（指动脉）会扩张，是因为它们像皮袋或膀胱那样被充满了。我们不应认为，它们会扩张，是因为它们像风箱那样自我进行扩张。简而言之，身体内所有动脉的搏动都是出于同一原因，即左心室的收缩，正如肺动脉的搏动则是由于右心室的收缩而导致。"[3]

在第四章中，他对"博学而又聪敏的解剖学家"让·里奥兰的观点进行了反驳。里奥兰描述了发生于四个心腔内的四种不同运动。哈维认为只存在两种，即心房运动，其次是心室运动。"两

---

[1]　William Harvey, *Traité sur les mouvements du coeur et du sang chez les animaux*, op. cit., p.17.

[2]　Ibid., p. 18.

[3]　Ibid., p. 20.

个心房同时收缩，两个心室也是如此。"[1]"心房的运动在前，心室的运动随在其后。"[2]

在第五章中，他对于心脏的泵的功能进行了描述："心房首先收缩。通过收缩，它将所含有的血液排出，且因为它是静脉的终端，是血液的汇聚和储存之所，是以它能够将所有的血液输送至心室之中。一旦心室被充满，心脏便挺起来，同时收缩它所有的肌肉；心室收缩，产生搏动……右心室通过所谓的动静脉血管将血液运送至肺部，事实上，从结构、功能和位置上来看，这条血管是动脉（肺动脉）；左心室将血液送至主动脉，再通过不同的动脉，将血液送至身体的各个部位。"[3]

一旦确认了心脏泵血的功能，哈维便在接下来的章节中先后描述了循环的三个部分，他将其称为假想，并于随后通过实验论证这三个部分：从静脉经由心脏到动脉的循环，从动脉经由器官到静脉的循环，最后是血液从静脉到心脏的回流。

对其第一个假想进行了论述，即血液经由大静脉到主动脉的转移，这与小循环的过程相吻合。虽然哈维认同前人书中的观点，他仍以胎儿循环作为补充论据，并对其进行了完美的理性推演。他一开始便指出，长久以来，解剖学家一直局限于心脏的血液运

---

[1] William Harvey, *Traité sur les mouvements du coeur et du sang chez les animaux*, op. cit., p. 23.

[2] Ibid., p. 24.

[3] Ibid., p. 32.

动，却忽视了心肺之间的联系，且位于这两者之间的血管的布局似乎也十分复杂："可以看到，动静脉消失于肺部之中，静动脉也是如此，我们并不知道右心室如何以及从何处将血液分配给躯体，也不知左心室如何从大静脉中获取血液。"[1] 他曾从老师阿夸彭登泰处学习了不同物种间的比较解剖学，对此非常感兴趣。他发现低等动物只有一个心室，因为它们没有肺。他很快发现，对这些物种而言，这一单心室承担了将血液运送至动脉的功能。这一发现使他提出猜测，认为血液从大静脉出发，经由心脏，到达主动脉。

胎儿提供了一个与低等动物相同的模型。胎儿的肺部并不工作。血液运行时，经由卵圆孔和动脉管道，绕过肺部，使胎儿的心脏表现了像一个单心室。血液因此通过两条可能的途径从大静脉运送到主动脉：要么从左心房开始，经由卵圆孔，进入左心室，再从左心室进入主动脉，或者是从右心室开始，进入肺动脉，随后再从动脉管道绕行至主动脉。血液就这样从大静脉到达了主动脉。胎儿出生后，动脉管道和卵圆孔封闭。这两条途径的巨大尺寸使我们推测，在婴儿体内，应该有着一条不亚于前两者尺寸的途径将其取而代之，维持血液从大静脉，经由心脏，到达主动脉的转移。这条途径只能是肺动脉。

---

[1] William Harvey, *Traité sur les mouvements du coeur et du sang chez les animaux*, op. cit., p. 33.

第七章中，哈维重新回到血液小循环的话题上，并且明确指出，右心室的功能是将血液运送至肺部，而非供养肺部。"左心室足以将血液运送至全身，将其引导于大静脉之外，这正与那些没有肺部的动物体内发生的一样。然而，大自然希望血液流经肺部，故而不得不增加右心室。右心室通过收缩，取代了左心室，将血液从大静脉运送至肺部。这就是为何右心室充当了血液向肺部的转移通道，而非供养肺部。"[1]同时，哈维还描述了肺循环："所有的血液不断穿越肺部孔隙，从右心室运行到左心室，从大静脉运行至主动脉。"[2]

第八章中，哈维论述了大循环。他的推论很清晰：如果我们承认小循环的存在，即血液从静脉，经由肺部，到达动脉的过程，那么就理应存在一个由动脉向静脉回流的循环。然而，若我们假设从动脉向静脉的回流循环并不存在，结果将会是静脉里的血液倾空，而动脉则被这股巨大的血流撑到胀裂。这种用归谬法进行的论证，最终证明了循环运动的可能性。

第九章中，哈维指出，血液只能朝一个方向循环，因为主动脉瓣会再次关闭，阻止血液回流到心脏。因此，如果在每次心脏收缩时，都有极少的一部分血液留在动脉中，而不向后返回，那

---

[1]　William Harvey, Traité sur les mouvements du coeur et du sang chez les animaux, op. cit., p. 55.

[2]　Ibid., p. 54.

么久而久之，动脉中就会积聚一股巨大的血流，远远超出人体的容量。因此，这一定是相同的血液在循环。

第十章中，哈维描述了一个简单的实验，来阐明血液从静脉经由心脏到动脉的运行。他挑选了一条活蛇。蛇的心跳缓慢而清晰，他夹住了大静脉："如果我们通过用镊子或拇指和食指夹住大静脉，拦截位于心脏稍下方的血流，心脏还会继续收缩。同时，手指与心脏之间的这一部分血液很快便会被排空，由于心脏的舒张而被吸入。然后，当心脏舒张时，心脏变白，心脏里的血液不足……相反，如果我们松开静脉，心脏逐渐恢复颜色，并且逐渐变大。"[1]

第十一章中，哈维试图从一个简单的实验出发，即对四肢上的血管进行结扎，来证明他的第二个假设——"血液通过动脉流向全身各处，再由静脉返回"。[2]

为此，他以两种方式对四肢进行了结扎：一种是紧扎，压紧动脉和静脉；另一种是松的，放松动脉，但总是压紧静脉。这使他发现："正如紧按使位于上方的动脉跳动和膨胀，且阻断了位于下方的动脉的搏动，同样，一次不完整的按压使静脉和位于下方的细小动脉膨胀凸出，而位于上方的那些动脉则不会。"[3]他总结道："紧按变成松按后，血液立即源源流到动脉之中，位于结扎处

---

［1］　William Harvey, *Traité sur les mouvements du coeur et du sang chez les animaux*, op. cit., p. 70.

［2］　Ibid., p. 72.

［3］　Ibid., p. 76.

下方的静脉不断膨胀,而动脉未受损害,这成为一个标志,表明血液从动脉流向静脉,而非是相反的方向;同时表明这两种血管中间,要么存在一些吻合,要么存在一些组织间的孔隙,促使血液得以通行。"[1]

这样,哈维通过实验有效地进行了抽象论证,猜测静脉系统和动脉系统周围存在连接通道。哈维并不能够看见这些吻合,因为裸眼无法看见它们。直到1661年,马塞罗·马尔比基借助显微镜才证实了它们的存在,并描述了肺部中连接小动脉和小静脉的毛细血管网。

第十二章中,哈维证明了所有的血液都要流经心脏。

第十三章中,他通过推理和实验论证了自己的第三个假设,即静脉回流。阿夸彭登泰已经出色地描述了静脉瓣的开口朝向心脏,但是他坚信盖伦的学说,搞混了静脉瓣的功能,认为它们是阻止血流流向周身的闸阀。哈维修正了他老师的观点:"瓣膜的作用是阻止血液从大的静脉流向最为细小的静脉……使血液从肢体流向身体的中心部位,而不是从身体的中心流向肢体。"[2]通过简单的结扎实验和对静脉瓣功能的分析,他证明了静脉血的向心运动。对于静脉瓣功能的分析,他是通过与心脏瓣膜的功能相对比

---

[1] William Harvey, *Traité sur les mouvements du coeur et du sang chez les animaux*, op. cit., p. 78.

[2] Ibid., p. 89.

来进行的："静脉中瓣膜的方向与位于主动脉和动静脉管口的三个乙状瓣膜的方向是一致的：当它们关闭时，可以防止其中的血液向后回流。"[1]

第十四章很短，是对他血液循环理论的一个总结。

在第十五、十六、十七章中，哈维继续进行演绎推理。哈维证明了他的血液循环理论的有效性，先是通过一些病理学证据，"对于所有的感染病、中毒的伤口、蛇或狂犬的咬伤而言，一旦有一处被感染，很快全身都被传染"；[2]再是通过治疗方法的依据，"外部用药如同内服一样有效"。[3]

他唯一的一个错误出现在第十五章。他认为心脏不仅具有泵的功能，还具有"锅炉"的功能，是内热的源头。直到二十一年后，在给里奥兰的第二封信中，他才修正了这个观点。

批评和论战

《心血运动论》的出版震惊了科学界。同时，对这位胆敢驳斥盖伦的狂徒的谩骂也纷至沓来。面对恶意的批评，哈维从未失却风度。直到二十二年后，里奥兰的《病理学及解剖学纲要》一书出版时，他才失去了惯有的镇静。

在所有的诋毁者当中，医生亚历山大·里德（1570—1640 年）

---

[1] William Harvey, *Traité sur les mouvements du coeur et du sang chez les animaux*, op. cit., p. 91.

[2] Ibid., p. 101.

[3] Ibid., p. 102.

对同事、"虽然也是朋友的"哈维的发现表示不屑。他依旧为伦敦医师学院的学生们讲授盖伦的循环学说，与此同时，哈维也在此校给学生们讲授自己的循环理论。直到1658年，即哈维的书出版三十年后，里德仍旧毫不犹豫地在重新出版的解剖学手册中发表了自己的授课内容。

让·里奥兰（1580—1657年）在1648年于巴黎出版了《病理学及解剖学纲要》，随后又于1649年在伦敦出版了《新解剖学小讲》。他坚决反对哈维的观点，甚至不承认小循环理论，坚持相信血液可以越室间隔通过。巴黎医学院在此次事件中也扮演了不光彩的角色。

这一打击让哈维丧失了镇静。同年，他通过两本《血液循环和解剖学操演》进行反驳。书中，他有条不紊地拆解里奥兰的论点。首先，他毫不客气地称对手为马屁精："学者里奥兰在他的《纲要》里说，有些部位不存在循环，这样说似乎机灵多于真诚，他为图方便采取这样的观点，似乎是为了取悦大多数人。"末尾，他以一种纯英式的客套话作总结："至于别的，里奥兰，祝贺你写出了一本博学而机敏、精深且雅致的著作。你将它寄于我，实在感激不尽……"[1]给里奥兰的第二次答复则更为有趣。哈维先是表露

---

[1] Roger Rullière, «La cardiologie au xviie siècle, Harvey, ses précurseurs, son oeuvre et ses disciples», *Histoire de la cardiologie...*, op. cit., p. 75; et William Harvey, *Exercitatio anatomica*, 1650, p. 19.

了对于诽谤者的恼火："我们阻止不了狗叫和它们嘴里的脏话"，[1]
接着他提出两个新概念：一个是关于呼吸的作用，另一个则纠正
了心脏中热量的来源。正如我们所见，后者是他书中唯一的错误，
见于第十五章中。

里奥兰依旧坚持己见，并于 1652 年出版了两部专论，书中不
乏对哈维的辱骂和人身攻击："我称赞你关于循环的个人发现……
但请您原谅，我要说你有许多愚见和错误。"此外，他感叹道："哈
维竟说了如此多的蠢话……他《推演》一书的结论简直可笑。"[2]

医学院的院长居伊·帕京，曾是里奥兰的学生，也加入了
攻击哈维的队伍。他说哈维"从未看见自然的运行"，称他为
"circulateur"（法语：循环者）——词源为拉丁语 circulator，意即
"江湖骗子"。他毫不客气声称："循环是个悖论，无益于医学。它
错误、不可为、难以理解且荒诞，有害于人的生命。"[3]他总结道：
"我宁可错信盖伦，也不愿信奉哈维这个江湖骗子所谓的循环。"

这场争论的影响扩延至整个医学界。勒内·笛卡儿前来为哈
维助阵。他在《方法论》（1637 年）中声称："我不关心其他事情，

---

[1]　Roger Rullière, La cardiologie au xviie siècle, Harvey, ses précurseurs, son oeuvre et ses disciples, *Histoire de la cardiologie...*, op. cit., p. 75; et William Harvey, Exercitation altera ad Ionnem Riolanum in qua multa contra circuitum sanguinis obietones reselluntur, tiré d'*Exercitatio anatomica*, op. cit., p. 30.

[2]　Ibid., p. 75; et William Harvey, Exercitation altera ad Ionnem Riolanum in qua multa contra circuitum sanguinis obietones reselluntur, tiré d'*Exercitatio anatomica*, op. cit., p. 30.

[3]　Jean Fauvet, *Les étapes de la médecine*, PUF, 1948, p. 75.

只想提及一位英国医生的著作，此书应该受到称许。它实在是本地区的破冰之作，首次提出在动脉的尽头，有着一些狭小的通道。自心脏运至动脉中的血液，自这些通道，进入到静脉细小的分支当中。"然而，笛卡儿同时也反对哈维，他认为收缩是消极性的，舒张是积极性的。

三十五年内，激烈的争论使血液循环的支持者和反对者相互对立。公元 1661 年，马塞罗·马尔比基（Marcello Malpighi）以《关于肺的解剖观察》一书结束了这场争论。借助于显微镜，他在书中描述了位于肺部之中的动脉与静脉之间的连接，与先前哈维设想的相吻合。肺部毛细血管的发现给了血液循环反对者们致命的一击。

哈维的发现之所以激起了如此多的反对，是因为这一发现将心血管视作一个水暖管道。它打破了以往的观点，即灵魂或者生命灵气将血液运送至血管之中。哥本哈根大学的哲学史学家哈拉尔德·霍夫丁氏（1843—1931 年）声称："在现代科学的建立者之中，哈维是第一流的人物。他之于生理学，如同伽利略之于物理学。他给生理学领域的神秘主义力量以致命一击，证明了血液的运动并非由于自身的力量，也非灵魂的力量，而是由于心脏的收缩，是心脏将血液控制在体内。"[1] 将人体视作机器的笛卡儿无

---

[1]　Harald Höffding, *Histoire de la philosophie moderne*, Felix Alcan, 1906, tome I.

疑会支持这样的观点。

这种关于人体机械论的观点免不了与宗教精神相冲突，这大概也解释了为何要等教授此理论十二年之后，哈维才得以发表他的著作。17世纪初，捍卫真理的乔尔丹诺·布鲁诺于罗马遭到火刑，虽然伽利略逃脱了这一命运，但前提是他被迫放弃"日心说"的观点。

虽然哈维的观点逐渐被整个欧洲所承认，但巴黎大学依旧固执己见，这样的行为使它受到了政治界和文学界的嘲笑和反对。1672年，路易十四在皇家花园（即如今的巴黎植物园）开设了解剖学课程，并命令皮埃尔·迪奥尼前来教授"依据血液循环的人体解剖学以及最新发现"。

1673年，莫里哀在他的《没病找病》中讽刺学院。剧中人物托马·迪亚富吕瓦大概是受刚刚故去的居伊·帕京的启发。在第二幕第六场剧中，父亲迪亚富吕瓦这样向阿尔冈介绍他的傻瓜儿子："但最使我高兴的是，他以我为榜样，完全盲信古人观点，从不想去了解，或去倾听本世纪发现的所谓的论据或实验，比如血液循环论，以及其他诸如此类的论调。"托马·迪亚富吕瓦继续说道："我力挺一篇反对血液循环者的论文，如蒙先生允许，我想冒昧地把这篇作品献给小姐，作为我对她应有的敬意。"

最后还有布瓦洛，他在《滑稽的判决》中也嘲笑学院："……

要坚信血液在体内运行、流淌和循环，否则就会完全被医学院蛊惑，要捍卫理性，使它的支持者们可以更好地治愈患者。"

说到盖伦的血液循环理论，它还有一个错误的观点，即认为肝脏的功能是将消化过后的产物制造成血液。这一错误观点后来被意大利人阿塞利和法国人佩凯所修正。佩凯还是淋巴循环的发现者。

加斯帕德·阿塞利（Gaspard Aselli，1581—1626年）出生于克雷莫纳。他曾先后在帕菲和帕多瓦学习医学，后在帕多瓦成为一名解剖学教师。他曾解剖过一只刚刚进食了一顿富含脂肪的丰盛餐肴的狗，他发现狗的肠道上覆盖了一层深白色管网。他认为这些新血管[1]的作用便是运送乳糜（由脂肪和淋巴组成的黏稠的乳状液体），修正了盖伦的错误。盖伦认为，乳糜是由肠静脉运送而来的。但是阿塞利继续错误地认为，乳糜的最终目的地便是肝脏。

让·佩凯（Jean Pecquet，1622—1674年）在1651年修正了这一错误。他指出，乳糜直接流到锁骨下静脉中参与血液循环，而不经过肝脏。人们讽刺道，这真是"肝脏的葬礼"，肝脏从此只具有制造胆汁的功能。让·佩凯出生在迪耶普，先是在巴黎学习，后因故离开，前往蒙彼利埃，并成了医学博士。他离开巴黎可能

---

[1]　即淋巴管。——译者注

是因为里奥兰和帕京表现出的对他的发现的敌意。令人惊讶的是，哈维竟也反对他的发现，他声称"运送乳糜的脉管与其他血管别无二致"。

▶▷ 小 结

1602 年末，威廉·哈维准备离开帕多瓦，重返剑桥，意欲在伦敦的大学求学。他将阿夸彭登泰签署的学位文凭随身携带着，同时还有解剖学院的血液循环课程笔记。他的离开，使血液循环理论在地中海沿岸的漫长旅途得以完成。这些思想自东部地中海迁移至西部地中海，随后继续自己的步伐，直向西去。

这一旅途并不独属于血液循环理论，它为所有的科学发现所共有。凭借地理形势，地中海促进了两岸间的交流，促使这些思想得以产生和发展。在哲学家勒内·阿拔什看来："'我们的海洋'不是一潭湖水，或一个纯粹的地理现实，而是一种随历史变化而发展的特别的文化现象。"

在哈维的时代，地中海地区科学的历险已经结束。"我们的海洋"开始了它的衰落。这些曾享有过科学荣光的城市变得活力丧失，人才荒芜。

地中海地区科学的衰败不能说与美洲的发现、它丰富的原材料及其对人才和思想的吸引力无关。有利于资本主义和科学发展的新教也逐渐转移到了大西洋附近的盎格鲁—撒克逊国家。

由于哈维的发现,在理性与非理性之间摇摆的血液循环史发生了不可逆的转向。巴什拉明确指出:"通过真理的发现,科学的人阻拦了非理性的人。非理性主义可能会于别处出现。但是,以往可行的许多道路自此封闭。科学史就是非理性主义的失败史。"

哈维的解剖学描述和他在生理学上决定性的发现,使17世纪成为心脏病学史上的一个关键的转折点。

但是,正如让·福维特所说,这个世纪,在某种程度上来说,超前了许多,但它还不能将它所创造之物进行消化,也不能在临床的层面上对其进行运用。哈维的同代人不懂得实验科学及由疾病引起的器官层面上的病变,不能将这些理论知识转化为实用的技术和具体的临床结果。须等到20世纪下半叶及一些重大的治疗发现,心血管疾病的预后问题才得以解决。

在此期间,三个繁荣的时期将会为知识的进展开辟道路:18世纪心脏病学作为学科与临床解剖方法一起出现;拿破仑时期巴黎学派的发展与临床检查的至臻丰富;实验生理学的进步和心血管系统测量仪器的发展。

| 第四章 |

心脏病学

学界普遍认为，在哈维的研究之后，直到启蒙运动时，心脏病学才真正成了一门完全独立的学科。但学科创立人是理查德·罗尔还是让·巴蒂斯特塞纳克，学界仍有分歧。

1678 年，牛顿万有引力定律的发现对 18 世纪的科学研究可谓影响巨大。它证实了理性方法的有效性，影响范围远远超出物理学领域。因为，既然人类能够经由理性勘破宇宙法则，那么便也能借助同样的方法，来揭示自然的奥秘，把握人类社会的规律。

但是，仅有理性是不够的。经由人类理性所进行的知识论证貌似组织严密、无懈可击，有时却与所要研究的客体的真理并不相符。伊曼努尔·康德在向实验方法之父弗朗西斯·培根致敬的《纯粹理性批判》一书中将此观点进行深化。他认为，理性要靠经验来引导："当作为原理的人类理性超越了一切可能的经验运用后，它也将跌入黑暗与矛盾的冲突之中。"他补充道："超越一切可能的经验运用，来扩展人类认知，所表现出的只是一种对于独断主义知识的狂热欲望。"

这样的学术环境也为医学领域带来了一些新的变化：临床观察、试验，以及一种新的临床解剖方法（通过解剖尸体，来查寻病人生前病征的原因）。

▶ ▷　心脏病学在欧洲的诞生

在英国

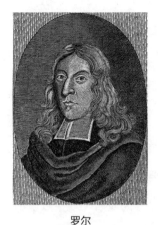

罗尔

图片来源：©Bibliothèque de l'Académie nationale de médecine (Paris).

在英国，17 世纪结束于哈维的弟子理查德·罗尔（Richard Lower，1631—1691 年）。他被视为现代心脏病学的先驱，其贡献在于将自己所掌握的生理学知识应用于临床研究及对病理的生理学解释中。

1669 年，他在伦敦出版了《根治术：论血液颜色与死亡》。书中，罗尔对心室衰竭的原因及影响做了明确解释。他描述了渗液性和缩窄性心包炎、肺心病、四肢静脉曲张、晕厥、水肿及其各自的病理生理现象。他对静脉血栓形成的原因做了非常准确的解释："在我看来，这种凝血的原因在于心脏长时间运动缓慢。病人躺在床上，使体内的血液处于一种平坦、均匀的状态。这种情况下，血液运转得很慢，变得黏稠。营养液处在这种黏稠的血液中，就使血液更容易凝结，最后逐渐堆积，形成凝血。不难发现，体育锻炼和身体活动对于健康是多么有益啊！"[1]然而，

---

[1]　Richard Lower, *Traité du coeur, du mouvement et de la couleur du sang et du passage du chyle dans le sang*, traduction anonyme, Estienne Michallet, 1679, p. 138.

罗尔书中的论述并不全面，他未能说明冠状动脉以及瓣膜的病理。这也是许多人更为青睐塞纳克作品的原因，因为其论述更为完善。

18 世纪，英国及其经验主义哲学家们经历了一次不同于欧洲大陆的文化演变。它采用了一种基于实验和大量临床描述之上的、独特的医学研究方法，而较少使用当时广泛流行于意大利和法国的临床解剖方法。

在心脏病学方面，威廉·海伯顿（William Heberden，1710—1801 年）是这一方法的杰出代表。他是最早一批重新坚持希波克拉底医学传统的英国医生之一。1768 年，他在伦敦医学院讲述心绞痛时，提到了一种"胸部紊乱现象"。此病严重时，可能会引发猝死："患者走路时会非常痛苦，尤其在他们爬坡时，或者饭后不久。胸内疼痛，伴有恶心感，给人一种将死的错觉。但是，稍作休息后，这些病症便全部消失……胸骨的疼痛通常先是由左侧蔓延开来。疼痛区域一般为胸部至左臂中端。"[1]海伯顿称这种疾病为心绞痛。此名来源于拉丁语"angere"，意为"透不过气"。但是，由于缺乏临床解剖的佐证（他没有进行尸体剖检），他搞错了病因，误认为是肺部出了毛病。18 世纪末，詹纳和佩里明确指出了病源实为冠状动脉。1775 年，约翰·亨特（John Hunter）使用临床解剖方法，剖检了一名心绞痛患者的尸体，发现死者冠状动脉有硬

---

［1］ Jacques Poulet, La cardiologie au xiiie siècle, in *Histoire de la cardiologie et des affections vasculaires*, op. cit., p. 98.

化的现象，左心室上有硬白斑，这恰与以前一位心肌梗死患者的病症相符。

除大量的临床描述外，英国人也促进了实验的发展。1733 年，牧师斯蒂芬·哈勒斯（Stephen Hales，1677—1761 年）在为一匹母马测量血压时，进行了一次开创性的血流动力学实验，但彼时的他并未认识到此次实验的意义。据记载，他曾将一根黄铜管导入母马的左腿动脉内，另一端与一根玻璃导管相连："一旦我从动脉中取出止血带，导管中的血液就会喷涌至左心室以上 8 英尺 3 英寸的高度。"[1]

英国医生兼植物学家威廉·威瑟林（William Withering，1741—1799 年）对于紫红色洋地黄叶子的强心效果的发现，可谓意义重大。他于 1785 年出版的著作中准确地描述了洋地黄的适应症、剂量、副作用和禁忌。

在意大利

在意大利，启蒙时代拉开帷幕的同时，也揭示了一桩久被遗忘的事实：医学真理存在于对患者的观测报告中，而非在学究的连篇废话之中。克罗地亚人乔治·巴格里维（Giorgio Baglivi，1668—1707 年）是以观察和推理为基础的临床教学的先驱。 在其

---

[1] Gianfranco Parati, Giuseppe Mancia, History of Blood Pressure Measurement, from the pre-Riva Rocci Era to the xxith century, in *Handbook of Hypertension 2004*, Vol. 22; W. H. Birkenhager and J. L. Reid eds, Elsevier B. V. The Netherlands, pp. 3-32.

著作《德普拉西医学》（1696 年）中，他用这些话来告诫学生："年轻人要知道，不存在一本比患者本人更有教益且更有趣的书。"[1]巴格里维，本名为尤诺·阿尔曼（GJuro Armen），生于杜布罗夫尼克。他在两岁时成为孤儿，先是由耶稣会士抚育，后被意大利莱切城的医生巴格里维收养。他是马尔皮吉的学生，先后在博洛尼亚、帕多瓦和罗马工作。在罗马时，他曾担任两位教皇的私人医生。

意大利人乔瓦尼·巴蒂斯塔·莫尔加尼（Giovanni Battista Morgagni，1682—1771 年）是临床解剖方法的创始人。借由这种方法，他描述了大部分类型的心脏疾病。莫尔加尼曾在博洛尼亚学习医学，并担任过解剖课上的解剖员和讲解员。二十九岁时，他接替了老师瓦尔萨尔瓦的职位，在帕多瓦教授解剖学。这里，他着手了一项重大工作——用他自定义的临床解剖法进行了七百多次尸体解剖。1761 年，他在《透过解剖研究疾病之位置与成因》一书中公开了他的发现。

在法国

紧跟在意大利人之后，法国人也发明了自己的临床解剖方法。在心脏病学的领域内，先后有两位极为出色的医生。

雷蒙·维厄桑（Raymond Vieussens，1641—1715 年），路易

---

[1] Jacques Poulet, La cardiologie au xiiie siècle, op. cit., p. 91.

十四的御医和蒙彼利埃圣埃洛伊医院的主任医师，曾对其所有的已故病人进行过尸体解剖。十年内，他解剖了近五百六十具尸体。为研究冠状循环及门静脉循环的构造，他在血管中注入了些许水银。 在 1715 年发表的专论《心脏自然运动的结构和原因》中，他首次对于二尖瓣狭窄的病理进行描述，堪称临床解剖的极佳案例："1705 年 8 月，三十岁的药剂师托马斯·达西斯先生在巴黎患上了痢疾。康复后不久，双腿开始水肿，且呼吸变得异常困难。他来到蒙彼利埃，要去圣埃洛伊医院接受治疗，而我则是他的主治医生。他躺在床上，高昂着头，呼吸困难；心脏剧烈地跳动，脉搏微弱而紊乱，嘴唇呈铅灰色，眼睛无力，大腿和小腿肿胀并发冷。不久，病人去世了。第二天，我解剖尸体，发现他整个胸腔内充满了淡黄色的血清，肺部变得极大且十分柔软，因为其组织浸泡在淋巴汁液中。我从胸腔内将其心脏及血管一起取出。右心室和右心房的体积都变得极大，简直如同牛的心脏。虽然腔静脉也极度肿胀，但即便如此，它也不及肺静脉和左心房那般大。二尖瓣硬化得如骨头，黯淡无光，左心室体积却明显缩小。血液流通不畅，导致循环受到干扰，部分血液滞留在肺部。"[1]

让·巴蒂斯特·塞纳克（Jean-Baptiste Sénac，1693—1770年）来自热尔，先是在蒙彼利埃学习，约三十岁时去了巴黎。他

---

[1] Raymond Vieussens, *Traité nouveau de la structure et des causes du mouvement naturel du coeur*, Toulouse, 1715, pp. 102-105.

担任萨克森元帅的医生，随后又为奥尔良公爵服务，最后成为路易十五的首席医生。

他的《论心脏的结构、运行和疾病》出版于1749年，共两卷（1100页），附有解剖图。此书被认为是心脏病学的开端。它的发行在欧洲引起了巨大轰动：莫尔加尼评价这本书具有划时代的意义，波塔尔称它是18世纪最伟大的作品之一。

这部专著分为四个部分。第一部分是关于胚胎学的报告以及心脏结构的研究；第二部分论述心脏的用途和功能；第三部分描述血液循环；第四部分，按照病因学和症状学的标准，塞纳克对心脏疾病进行了编目。

在治疗方面，对于"逆反性心悸"，塞纳克建议使用金鸡纳。此病症与纤维性颤动而引发的完全性心律不齐的症状十分相似。后来，人们从金鸡纳中提取出了奎尼丁，用来治疗心律失常。

塞纳克的贡献在于，证明了心脏疾病往往伴随着一系列普遍症状，但这些症状并非心脏疾病所独有。例如，呼吸困难（呼吸急促）是许多心脏疾病的常见症状，但肺部疾病也伴有这种症状。塞纳克还指出了许多心脏疾病的临床潜伏期，强调了功能性症候的重要性与病变严重性之间的不相容。

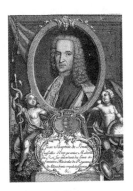

塞纳克

图片来源：©Bibliothèque de l'Académie nationale de médecine (Paris).

▶▷　19 世纪的进展

巴黎学派：心脏病诊所的诞生

19 世纪初，心脏疾病尚未被定义，临床检查的条件还相当有限，不能对活着的患者进行预后，而仅限于观察病人、测量脉搏、触诊腹部以及检查尿液。位于胸廓内的器官，如心肺，统统在检测范围之外。科尔维沙提出解决方案，通过叩诊、胸部触诊丰富了临床检查的手段。之后，拉埃内克又开始使用听诊法。

此时正值拿破仑执政。皇帝一心沉迷学术，甚至接替了卡诺原来的席位，成为科学院院士。他积极培养学术人才，不仅赐予其荣华富贵，还雇佣他们重建因大革命而遭受摧毁的国家机构。他启用学者为自己的军事服务，如参与到莱茵河、意大利、埃及等地的战役。就军事层面而言，埃及战役是失败的。但是《描绘埃及》——这一凝聚着 167 位学者心血的不朽巨著，使它得以载诸史册。

现今社会的许多基础制度也都源自拿破仑时代：大学、医院金字塔形等级结构、国家的组成主体、拿破仑法典、构成城市景观的建筑杰作……在这创造力鼎盛的时刻，医学也迎来了它的高峰。最为著名的人物当数科尔维沙、拉埃内克、比沙、布鲁赛、迪皮特朗和培尔。他们创办了竞争医学协会。这个名字足以展现出当时的时代精神。

拿破仑时期的苗圃

1792 年 8 月 8 日，大革命的平等主义狂热浪潮促使立法议会废除了医学院。一年后的同一天，制宪议会宣布解散了外科学学院和法国医学学会。随后是一片混乱，行医管制的放松，导致没有文凭的庸医十分猖獗。从此再也没有正式的医疗课程、考试和文凭。原先的医学教师在医院里开展起了自由教学。

这种混乱时期的好处在于清除了经院哲学旧制度下僵化、滞后的学院。关于这种僵化，我们从过去巴黎学派对哈维思想的强烈反对中便可看出。混乱状态持续了两年多，直到 1794 年年底才得以结束。之后，医生安托万·德·弗雷克罗（Antoine de Fourcroy）革新了医学教学，将其引向临床，并将医学和外科学相结合。当时的医学教学仅存于三个医学学院：巴黎、蒙彼利埃和斯特拉斯堡。

拿破仑大胆任用科学家担任行政职位。于是，医生兼化学家的蒙彼利埃人夏普塔（Chaptal）担任内政部长达四年之久。他开创了一项迄今犹存的行政组织制度：省长管省，区长管区，市长管市。由夏普塔构思的行政集权制度令人联想到了神经系统：命令从大脑传送至执行任务的器官，反过来，系统再从边缘传递信息到决策中心："这样，执行链从部长到管理部门不断向下延展，将政府的法令和命令，以电流般的高速传递到社会最底层的分支机构。"[1]

在医学方面，夏普塔参与了医院重组工作，创办了救济院总理事会——公共援助会的私人前身，专门负责巴黎医院的融资与重组。

物理学家伯纳德·热尔曼·德·拉塞佩德（Bernard Germain de Lacépède）致力于发扬拿破仑的主要思想："以基于个人功绩的荣誉来取代旧时的世袭等级制。"[2]换言之，即"任人唯才制"。帝国建造者所采用的这种古老的方法使有天赋的人崭露头角，各施其才。拉塞佩德是荣誉勋位管理会的主管。荣誉勋位是"任人唯才制"的一种体现。

拿破仑执政时期，医生和学者们十分受益于这种精英式政策。他们的名字被用来命名街道和医院，在如今的城市景观上打上了烙印。他们大多出身低微，来自外省，凭借自身的努力和才能，最终上升到了社会等级的最高层。

随着活力四射的外省人的到来，一股新的精神力量涌入巴黎。这股力量与意图改造法国的志士们相碰撞，从而得到进一步发展。新手医生们最初到达首都时，大都无依无靠。长期的物质匮乏和生活贫苦，经常导致他们营养不良并患肺结核。凭借铁一般坚定

---

[1]　Éric Sartori, *L'Empire des sciences, Napoléon et ses savants*, Ellipses, 2003, p. 70.

[2]　Ibid., p. 144.

的决心，他们才未被苦难改变自己的志向。相反，正如巴尔扎克妙语所言，苦难好比"一具熔炉，这里，伟大的天才如钻石般被打磨得晶莹剔透"。[1]

19 世纪初，医学上流行的解剖方法是由莫尔加尼改进的临床—解剖法。这恰与当时的学术精神相契合：科学结论必须依靠确凿的事实。

巴黎学院派充分发扬了这种临床—解剖法。随后，由比沙提出并由布鲁赛完善的分析方法使疾病得以分类。从此，病因不再在人死后才能被诊断，病人活着时，即可找出病因。

科尔维沙是临床—解剖方法的创始人之一。他将解剖中观察到的心肺病变与患者生前胸廓诊断的数据相联系。拉埃内克同样以此来验明听诊时辨出的声音。通过观察器官组织的异常，比沙进一步推动了临床—解剖法的发展。他被认为是显微解剖学和病理解剖学的先驱。

在科尔维沙、比沙、布鲁赛和拉埃内克的基础上，布约描述了类风湿性心脏病，这一病症直到现代仍是心脏的主要病变。

让·尼古拉·科尔维沙（Jean-Nicolas Corvisart，1755—1821年）热爱自由，敢于打破陈规，勇于改革，生来就是一位实干家。他推动了巴黎的临床医学教学和临床解剖法的发展。作为现代心

---

[1]　Honoré de Balzac, *La Messe de l'athée, Gallimard*, 1976, p. 308.

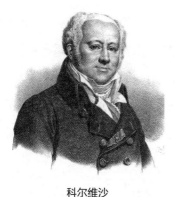

科尔维沙

脏病学的先驱，他于1806年出版了重要的医学专著《论心脏与大血管的疾病和器质性病变》。书中，他极为精准地描述了心脏疾病的主要病症。他将肺部疾病与因心脏病变而引发的肺部症候做了区分。当时，这些肺部病变经常被混淆。除此之外，他还丰富了触诊和胸腔穿孔的临床检查法。

让·尼古拉·科尔维沙出生在阿登省的德里库尔，家族中有好几位是外科医生。他的父亲，担任国会检察官的皮埃尔·科尔维沙想要他子承父业，安排他学习法律，并在自己的事务所里实习。

但是，科尔维沙并不经常造访法学院的大门，反而喜欢在巴黎街头闲逛。一天，他偶然走进了一间讲授医学课的阶梯教室，并在这里旁听了外科医生安东尼·珀蒂的授课。珀蒂颇有名气，是当时口才最好的教师之一。这是一次具有启发性的事件。那天起，科尔维沙开始去上医学课，父亲却一直以为他沉浸在法律的学习中。

不久，他的父亲发现了真相，并以切断其经济来源作为威胁，要求他放弃学医。但科尔维沙拒绝放弃志向，并在主宫医院当了护士，专门负责包扎和放血。意识到了儿子坚定的决心，父亲最终接受了儿子的选择。家里重新接纳了他，允许他继续学医。五年后，科尔维沙完成了学业，且在同届毕业生中年龄最小。在慈善医院德佐的科室里，他完成了两年的医学理论培训。这个选择是考虑到德佐的教学特点：并非在病人床前夸夸其谈，而是通过研究病人的症状来辨别疾病。

科尔维沙从业开始，就发生了一件有趣的事。著名金融家内克尔夫人计划为自己在瓦吉拉德街上的医院招一名医生。此时，急需用钱的科尔维沙申请了这个职位。他手握诚挚的推荐信，头衔满身，专业技能又过硬，故而自信满满，天真地认为只需考核医学水平。结果却出人意料。内克尔非但不问他对新职位的想法，反而对他一通说教，告诫他戴假发和扑香粉对医生仪表的重要性。事实上，科尔维沙自毕业后就再没戴过假发。这位自尊的医生十分敬畏自己的职业，不愿屈服于这种重外表而轻内在的迂腐的社会准则。回家后，他愤愤不平地给内克尔夫人回信，表示不认同外表能增添职业技能的观点。他补充说："我们尊重仪表，但不应堕落为迷信外表。"[1]最后，他拒绝了这份去圣叙尔皮斯教区给穷人看病的美差。

一次解剖中，一道看似平常的划伤差点让科尔维沙英年早逝。

---

[1] Marcel Touche, *Jean-Nicolas Corvisart*, J.-B. Baillière & fils, 1968, p. 35 ; Paul Ganière, *Corvisart, médecin de Napoléon*, Flammarion, 1951, p. 12.

他的病情逐渐恶化，发展成了淋巴管炎。上肢也受到感染，同时伴有发烧和寒战。由于科尔维沙状况的恶化，他的朋友比沙决定向德佐求助。德佐实施了切割术，排出了脓水，科尔维沙很快得到恢复。之后不久，科尔维沙就很少有机会和救命恩人德佐以及学生兼朋友的比沙共事了。因为这两人纷纷患病离世，尽管临终前，科尔维沙曾对他们悉心照料。用科尔维沙的诊断术语来说，德佐患上了一种"严重的脑炎"。比沙的解剖结果证明他是被清水脑膜炎夺去了生命。这两种疾病都远非当时的医疗水平所能治愈。

科尔维沙的职业生涯从慈善医院开始。他向医院引进临床教学的同时，也革新了临床解剖的方法。他每天六点开始工作，分两个时段。首先，他带着双重目的去看望病人：全心全意为病人诊治，同时培养年轻医生。学生会表述自己的观察结果，科尔维沙倾听而不加打断。他会在问诊病人的时候进行考试，说出诊断结果，加以讨论，最后开出药方。之后，科尔维沙会去太平间，亲自剖检尸体。他坚信解开病症之谜的最好方法就是将临床病症与从因病坏死的器官上观察到的病变相比对。

科尔维沙并非一位百科全书的编纂者，他更坚信医学实践。他兼收并蓄，好奇求知，关注一切可能促进其实践工作的新动态。正因为如此，他将给病人做胸部指尖叩诊的新型诊法引进到巴黎。实际上，他所采用的方法来自奥地利医生奥恩布鲁格。奥恩布鲁格看到自己的父亲，格拉茨的一位旅馆主，通过敲击酒桶来确定酒到底有多满，于是想出了这个办法。

科尔维沙将活体病人的叩诊信息和解剖所得的实际结果作比照，充分发扬了这种方法的优点。1808 年，他翻译出版了奥恩布鲁格的著作《鉴别胸内疾病的新方法——胸腔叩诊》，此书因此为法国医学界所知晓。

一次意外的升迁为他开启了新的视野。1801 年，拿破仑遇到一些健康问题。他向休、波塔尔和皮内尔求诊，但治疗结果却不尽如人意。他转求于军医，并选中了迪热奈特，最终还是信不过迪热奈特的诊断，撕毁了他的药方。在身边亲信们，尤其是科尔维沙好友的女儿拉娜夫人的建议下，拿破仑召来了这位慈善医院的医生。首席执政官觉得科尔维沙心胸磊落，气度可敬，对他偏向于药物保健的建议颇为赞赏。一种互信互敬的关系在这位大名鼎鼎的病人和医生之间建立起来。不久，拿破仑毫不犹豫地宣称："我不相信医学，但我相信科尔维沙。"[1]

与拿破仑的首次见面，开启了他事业的黄金时代。但这次见面却也曾让科尔维沙十分忧虑，以致他在见面前便说："我不知道能从这次会面中得到什么，但却知道一定会失去一样最为宝贵的东西：自由。"[2]果然，不出他所料，见面后不久，他便被首席执政官任命为政府专职医生。拿破仑复辟后，他又成了首席御医，并

---

[1] Marcel Touche, *Jean-Nicolas Corvisart*, op. cit., p. 19.
[2] Ibid., p. 15.

在 1808 年受封为男爵。

他曾负责照顾皇后约瑟芬，她得了抑郁症，很依赖药物。之后，他又负责照料玛丽·露易丝和罗马王（拿破仑二世）。随着帝国的垮台，他随皇室迁到布鲁瓦，奉拿破仑之命照料皇后。

拿破仑对科尔维沙十分钟爱，并将他写进了遗嘱。至于科尔维沙，在皇帝死后，他将其肖像随身携带，并时常哭泣。几个月后，他也离世，此前他已右半身偏瘫长达五年。

后辈未曾给予他应有的地位，而他却将诸多天才领进医学的大门：拉埃内克、布鲁赛、比沙、迪皮特朗和布约。他死后四十年，才有人发现："大多数法国医学学会的成员都曾师从科尔维沙。"[1]

他的主要著作《论心血管与大血管的疾病和器质性病变》是最早的现代心脏病学的论著之一。科尔维沙耐心细致，对每个病人都能够全面观察，并了解其病史、临床症状、病情变化、治疗效果以及解剖状况。他摒弃了心血管疾病的症候学基础，在临床上将呼吸道症状和心脏病症状区分开来，同时将每位心脏病人的疾病都与相应的症状联系起来。他注重探索临床症状，促使其能对病人做出诊断。但他从未涉及心血管检查中最重要的一环——听诊。

他解释了胸腔叩诊和触诊的优点，首次以手来感知心脏的颤动，在活着的病人身上确诊了二尖瓣狭窄。"把手放在心前区，能

---

[1] Paul Ganière, *Corvisart, médecin de Napoléon*, op. cit.

感觉到一种难以名状的声音，这种声音可能是血液强行通过与血流量不再匹配的血管孔而造成的。"[1]拉埃内克将其称为"语颤"，这其实重复了他老师的发现。科尔维沙指出三尖瓣狭窄是一种罕见的疾病，并为比沙曾否定这种病变感到惋惜。[2]

他和波塔尔一起对"心源性肝病"做了描述："在几乎所有的心脏疾病里，肝脏都会瘀血，我经常能从尸体上确认出这点。这也让肝脏的体积变得比平时更大，尤其是在此类病症的晚期。"[3]他明确道："这种瘀血会伴随肝脏部位的疼痛，这种疼痛感有时甚至十分强烈，而触碰该区域更会加剧痛苦。"

他认为青紫病的病因在于心脏畸形。通过观察几位患有青紫型先天性心脏病儿童，他发现其中一位患有法乐氏四联症，另一位则是大血管错位。

科尔维沙的学生玛利·富朗索瓦·夏维尔·比沙（Marie François Xavier Bichat，1771—1802 年 ）犹如一颗闪耀的流星划过法国医学的

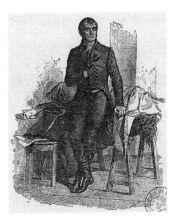

比沙

图片来源：©Bibliothèque de l'Académie nationale de médecine (Paris).

[1] Jean-Nicolas Corvisart, *Essai sur les maladies et les lésions organiques du coeur et des gros vaisseaux*, Louis Pariente, 1988, p. 180.

[2] Ibid., p. 158.

[3] Ibid., p. 334.

天空，去世后雕塑家大卫·昂热斯将其形象雕刻在先贤祠的三角楣上，他加入"伟人"行列，从此永垂不朽。

比沙死于三十一岁。这个年纪，其他人的职业生涯才刚刚起步。很短的时间内，他就通过引进病理解剖学和组织学，引发了医学界的变革。人们称他是"医学界的拿破仑"，就连福楼拜也毫不犹豫地宣称法国高等医学院继承的是比沙的衣钵。

1771 年 11 月 4 日，夏维尔·比沙出生在汝拉山脚下的图瓦雷特市。他的父亲是位医生，毕业于蒙彼利埃医学院，后选择在乡间行医。比沙的母亲是日耳曼人，是他父亲的堂姐，名叫让娜·罗斯·比沙。比沙在深受天主教影响的法国乡村彭桑度过了他的童年。父亲学养深厚，启蒙他学习自然历史，同时也启发他的好奇心。而母亲则始终是他一生中坚实的精神后盾。

村里的本堂神父指导了比沙的基础教育。十一岁时，比沙进入南蒂阿的若赛菲斯特初中求学。学校严格的规定和恶劣的生活条件使他尝到纪律的苦头，并产生了强烈的厌学情绪。比沙的中学课程受到了革命活动的干扰，迫使他不得不回到里昂完成学业。正是在那里，他师从德佐的学生玛丽·安托万·博迪特学习医学知识。一个偶然的机会下，他来到布雷斯堡医院工作，并因此与雷卡米耶结为朋友。

对于这位"全副武装"的外省人来说，占领巴黎的钟声已然敲响。他刚到巴黎时，手头拮据，先在姨母家住了下来。表兄帮着他迈出了第一步，将他引荐到主宫医院德佐的科室。不久，表兄对他的态度就变味了，夹杂着些许嫉妒。他恶意诽谤比沙的成就，而后者却早已声名鹊起。

和科尔维沙一样，比沙进入的是德佐的科室。此科室在外科医学界声名远扬，吸引着全欧洲的医学学子。比沙立刻被老师的魅力所折服，而导师也很快便发现了这位学生的天赋。

德佐拜见完回到大神殿的皇子们，第二天就突然离奇去世。科尔维沙于是将比沙收入门下，做了他的导师。他劝说比沙，考虑到医学的未来，应放弃外科医生的职业，开一间解剖实验室以便赚钱糊口。这种解剖教学很快就招到了许多学生，其中著名的弟子有如卢、布鲁塞、拉埃内克和迪皮特朗。

比沙在偷窃尸体的法律问题上栽过几次跟头，后来还因为解剖时散发出的恶臭让邻居不堪忍受，被控告过。

比沙感到巴黎医学协会束缚手脚，认为协会对年轻人不够开放，尤其抵触新思想，因此创建了竞争协会。他认为这才是志同道合的年轻人相互交流才华的场所。事实上，它确实成了培养人才的摇篮，是 19 世纪上半叶法国医学界的荣光。

这位年轻医生在巴黎已颇有名，却仍未获得医生的职称，甚至没有健康官员的头衔。原因是他听从德佐的建议，并不经常光顾学院。然而，这并不妨碍他与同僚一道享受知识的快乐。

继外科医学与解剖学之后，比沙投身于生理学研究，并于

1799 年发表了首部专著《论薄膜》，书一出版便大获成功。书中，他描述了三种薄膜：一种是位于嘴巴、胃部、食道以及肠道与膀胱上的黏膜；另一种是保护器官的浆膜（心包膜、胸膜、腹膜）；最后是纤维膜（筋膜、腱鞘膜、硬脑膜）。

他的第二部著作《生与死的生理学研究》直接催生了实验医学。书中所提及的试验不仅多，且质量极高。此书供奉在国家的神坛上。

比沙的第三部作品是《应用于生理学与医学的通用解剖学》，本人因此被视为组织学之父。他在书中提出了自己的组织学理论，并迅速将其应用于病理学，从而创立了病理解剖学。

1802 年 7 月 8 日，身患疾病的比沙在离开主宫医院时昏了过去。第二天，他照旧去科室里给病人看诊。之后，他因患上了一种新病，只好返回家中。科尔维沙也回天乏术，比沙在十四天后离开了人世。他的学生卢克斯对其尸体进行解剖，确认病因是一种清水脑膜炎（可能是某种结核性脑膜炎。）

科尔维沙在给首席执政官的信中写下了他的悼词："比沙所投身的战场不仅需要勇气，还有着不止一次的牺牲。没人能像他一样，在如此短的时间内取得如此之多、如此卓越的成就。"[1]

比沙的著作成为西方医学史上的一次分野，它将人们的目光

---

[1] Marcel Touche, *Jean-Nicolas Corvisart*, op. cit., p. 36.

从描述各类疾病及其分类转移到了临床解剖学上。上至文艺复兴时期，下至 18 世纪，医生研究疾病都是从活着的病人入手。他们研究症状，分别考察其病理所在。比沙改变了医学研究的聚焦点，转而在尸体上寻找与症状有关的固定部位，正如同他在《通用解剖学》中提到的一样："你们二十年来从早到晚地在病床前记录关于心肺疾病或是胃病的笔记，这只会让你们将各种疾病搞混。这些疾病归拢到一起，也证明不了什么，供给你们的只是一连串毫无联系的乱象。解剖几具尸体，你们便会看到，通过观察所不能驱散的阴霾即刻便烟消云散。"[1]死亡的奥秘喷涌出闪耀的光芒，揭开疾病的面纱。

比沙掀起了临床解剖学的革命。此前，莫尔加尼及其门生试图将症状和患病器官联系起来，而比沙却分解器官，观察构成器官的组织。他列举了其中的 25 种组织，并把它们与黏膜区分开来，认为黏膜是一种黏附于器官，但不属于器官本身结构的组织。

他采用了分析法，把各器官简化为一个个基本单位。比沙之于解剖学就如同拉瓦锡之于化学，如他自己所说："化学中有单一元素，通过多种可能的组合，形成化合体……同样，解剖学也存在单一组织……通过组合形成器官。"[2]

---

[1] Cité par Michel Foucault, *Naissance de la clinique*, PUF, 1963, p.149.
[2] Ibid., p. 133.

另一位医生何内·希欧斐列·海辛特·拉埃内克（René Théophile Laënnec，1781—1826年）为心脏疾病的临床检查找到了一种新方法。如今，这种方法已为人们所熟知，并被配备了一种专门的工具——听诊器。

他的一生是一部漫长而又艰难的、不断与结核病斗争的历史。这种命运被确定后，结核病终于在他四十五岁时将其击垮。在这场残酷的斗争中，结核病取得了多次胜利：在他六岁时夺去了他母亲的生命；在他新婚之夜时，迫害了他唯一的挚爱安娜·玛丽·克拉莉斯；在他二十九岁时，兄弟米肖也因结核病离世；三十一岁时，老师比沙死于结核性脑膜炎；而在四十一岁那年，他的挚友也因结核病而离世。但是，在这场与各方面都表现得扑朔迷离的疾病的斗争之中，拉埃内克的遗言为一个世纪之后的人们提供了克制结核病的途径。

1781年2月11日，何内·希欧斐列·海辛特·拉埃内克出生在坎佩尔的一个古老的律政世家。母亲的去世成为他童年不幸的开始，父亲则是个花花公子，朝三暮四，对家庭缺乏担当。他将三个小孩托付给了他们的叔叔纪尧姆·拉埃内克。纪尧姆住在南特，是一名医疗教学中心的医生。正是他深深地影响了侄儿，在拉埃内克刚刚十四岁时就将他带进了医院，由此激发了他的医学兴趣。

二十岁，拉埃内克来到巴黎，在一种艰苦的环境中开始学医。

为了学习德佐的临床解剖学，他选择加入慈善医院中德佐的科室。两年后，他获得了外科学与医学一等奖，为这一阶段的生涯画上了圆满的句号。二十四岁，他完成了题献给纪尧姆叔父的名为《对于相关实用医学的希波克拉底教义的主张》的论文。作为学者协会的一员，他经常被请去名人家中做客，如史达尔夫人和夏多布里昂家族。

正是在耐克尔医院，他开始成就功名，并流芳后世。早上七点起，他就着手问诊，先从容易检查的腹部开始触诊，寻找疼痛点，然后再检查胸腔。胸部检查时无法接触到心脏和肺部的事实，让拉埃内克深感无奈。他几番尝试，仍无法越过这座"堡垒"。

晚上，他会开始另一项活动，地点是太平间旁的地下室，他把它用作讲解解剖知识的阶梯教室。他在解剖中发现，疾病的病因通常与病人死前所确诊的症状存在巨大的反差。因此，他希望找到一种方法，在病人活着时就能确认出病因。

1816年9月末的一天，当他穿过卢浮公园去访诊一位年轻病人时，灵感突然而至。那天，他无意中看到了一群小孩。小孩聚在跷跷板的两头，一些小孩用大头针在木板一头上刮擦，另一些小孩则将耳朵俯在另一头聆听。这个著名的声学现象使他受到启发。病人是位年轻小姐，得了一种难以诊断的心脏病。一到病人家，他就将一本纸簿卷成一根细柱。此举将病人父母吓了一跳。他把一端抵到病人的胸口，另一端贴在自己耳朵上，倾听心脏跳动时的杂音。他就这样发明了听诊法。后来，纸柱被换成了轻软的空心木管，开始他称为胸声管，后来改名为听诊器。

1817—1818 年，他致力于肺病研究，并将其他病理学事业交给助手们去处理。对他来说，每次检查都是采集声音特征的机会。一有病人死亡，他就采集信息来检验其声音特征与病变的一致性。最后，他逐渐开始尝试，在解剖前就通过声音特征来描述其病变。

这项长期工作的成果最终被汇编成了一本书籍，即于 1819 年出版的《间接听诊法：论心肺疾病的诊断》。这部著作并不仅仅是一篇论述新式医学用具的操作技巧的论文。书中，拉埃内克进一步发展了临床解剖方法，他将听诊时听到的声音和解剖时确认的病变联系起来。

拉埃内克真的开创了听诊法，还是只发明了听诊器？其实，听诊法很早便被希波克拉底学派使用，但却被人们遗忘。这期间，也曾偶尔有人尝试去倾听心脏与肺部的声音。拉埃内克用他发明的听诊器，同时结合自身的临床解剖知识，极大地推动了听诊法的应用和研究。

完成著作后，拉埃内克不幸染上了肺结核。他退隐到克鲁瓦那，实现了在乡村生活的心愿。这期间，他研发改进了听诊器，并将之介绍给布列斯特的海军医师和外科医生，后者在船队中途靠岸的当口将这项发明推广到了全世界。

随着身体状况的改善，拉埃内克回到了巴黎，取代了科尔维

沙在慈善医院的地位。1824 年，他与一位四十三岁的丧偶远亲结
了婚。不久，肺结核便再次袭击了他的左肺。拉埃内克之后返回
了布列塔尼，并于 1826 年在他的出生地与世长辞。

　　他的主要贡献在于肺病学研究。但在心脏病学领域，他与病
理解剖师一样成就卓著，他对心脏肥大、动脉血管硬化及瓣膜的
增殖体等现象有着精准的论述。作为外科医生，虽然他混淆了心
律不齐及呼吸之间的关系，但听诊器的发明却大大推动了 19 世纪
心脏病学器械的发展。尚贝纳称赞他："拉埃内克是近两个世纪以
来的一位伟大先驱，他将医学从近似技艺的状态提高成了一门精
准的科学。"[1]

　　1799 年，巴黎迎来了一个颇有争
议的人物——弗朗索瓦·乔瑟夫·维
克多·布鲁赛（François Joseph Victor
Broussais，1772—1838 年）。他是圣
马洛一位外科医生的儿子，一个介入
主义的革命家、坚定的反教权主义
者。在军队服役后，他前往巴黎从医。
他成为巴黎当时的医学权威，如同

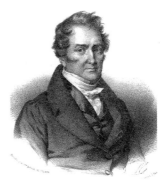

布鲁赛

图片来源：©Bibliothèque de l'Académie
nationale de médecine (Paris).

迪皮特朗（Dupuytren）之于外科学的地位。他反对宗教，自命不

---

[1] Sur le site Internet du centre hospitalier de Cornouaille.

凡，且口才极好，声称所有的病症都是因机体过敏而导致的炎症。其治疗手段以排毒、水蛭吸血、放血为主。有人因此恶意讽刺说，正因为他，法国在 19 世纪初才引进了数以万计的水蛭。还有人声称："拿破仑杀光法国，布鲁赛吸干法国。"[1]其在迪南中学的旧时同窗夏多布里昂也借机讥讽："布鲁赛小时候游泳时，一定被这群忘恩负义、缺乏远见的水蛭咬过！"[2]

布鲁赛声名鹊起，但在 1832 年，状况却急转直下。当时，巴黎爆发了霍乱，许多人因此丧命。他的放血疗法更是加重了疫情，水蛭对病人来说，只是让他们放血。

虽然许多传记作家如亨利·蒙多尔（Henri Mondor）对布鲁赛颇有微词，科学家们却把布鲁赛视为实证主义的先驱。米歇尔·福柯在著作《临床医学的诞生》中，痛斥那些对布鲁赛的批评。他指出："随着时光流逝，人们将很快忘记临床解剖实验的结构是因布鲁赛才得以稳定；他们只会记得他曾对皮内尔大加批评……他们想到的他只会是个放肆的生理学家，以及对他生平的刻板描述。最近，好好先生蒙多尔一反他温和的笔触，竟对布鲁赛的亡灵，施以愤青式的谩骂。这个冒失鬼根本没阅读过布鲁赛的文献，也不理解那些概念。"[3]福柯在其著作中参考了《慢性发炎或痰症史》

［1］ Jean Fauvet, *Les étapes de la médecine*, op. cit., p. 98, d'après Daremberg.

［2］ François-René de Chateaubriand, *Mémoires d'outre-tombe*, tome I, livre 3, chapitre 2, Collège de Dinan-Broussais. Je reviens chez mes parents.

［3］ Michel Foucault, Naissance de la clinique, op. cit., p. 181.

一书中所提出的观点。

　　要想评价布鲁赛在医学思想史上的地位，须回顾当时哲学思潮的进程。18 世纪盛行活力论，这一理论声称灵魂影响器官的功能，同时也认为人体符合上帝创造生命时所订下的永恒法则。身体和灵魂的这种相互作用定义了人类生命的准则（或说生命原则）。

　　然而新时代的哲学家们却对活力论提出了质疑。他们否认神秘力量或者说生命力会影响人类身体的言论。康德首先对活力论提出了猛烈的批评。而后，英国的约翰·布朗（John Brown）指出，生命便是个体面对其所处环境而做出的积极的、连续的反应。布鲁赛吸取约翰·布朗的观点，提出了"刺激论"，从而奠定了生理医学的基本原理。他在著作《愤怒与疯狂》中深化了自己的观点，由此受到实证主义之父奥古斯特·孔德（1798—1857 年）的注意，进而写成了《布鲁赛的"发炎"观点研究》。

　　布鲁赛的学生尚-巴普蒂斯特·布约（Jean-Baptiste Bouillaud，1796—1881 年）是拿破仑时代的最后一位名医。他是巴尔扎克笔下人物的原型：一位出身平凡、拥护拿破仑、反对教会、为证明自身价值而前往巴黎、渴

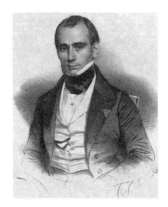

布约

望进入上层社会的外省青年。巴尔扎克与他结识后，受其启发，创作出《人间喜剧》中贺拉斯·比昂尚这一角色。

1814 年，布约抵达巴黎。时值帝国沦陷，城中斑疹伤寒肆虐。面对帝国的倾覆，年轻的波拿巴主义者实在难以接受。不久，拿破仑重返王位，他便立刻加入了多尔地区的第三军旅骑兵团。

布约和拉埃内克代表了当时医学界所采取的两种对立的政治态度。拿破仑皇权的崩溃让布约抑郁，却让拥护君主制的虔诚教徒拉埃内克欢欣鼓舞；布约是秘密组织烧炭党的社员，为共济会服务，拉埃内克却参加了天主教学生协会。

皇帝被流放了，忠诚的波拿巴主义者布约又有着如何的反应呢？他曾好好努力了一番，最终也不得不向历史妥协。他给好友格雷托写信说："对我这种一根筋来说，狂热精神永远致命。然而，我已走出来了，'莫干涉帝王事'说得可真对！"[1]同时，他也开始振作精神，继续前进："我希望自己能清心寡欲，再不为任何外物所动。"[2]滑铁卢大败期间，布约被迫回家，1816 年 10 月又重返巴黎。他住在拉丁区一栋简陋的公寓里，并在此遇到了巴尔扎克。布约临终前曾向一位近亲吐露："您读过巴尔扎克吗？我可跟他认识呢！上学那会，便跟他住同一屋。他常在作品中提到我，说我

---

[1]　Henri Georges Dejeant, *Un personnage de la comédie humaine. La véritable vie de Horace Bianchon (Bouillaud)*, Louis Arnette,1930, p. 12.

[2]　Ibid., p. 13.

是迪皮特朗最得意的门生，他可真搞错了，事实上，当时我的导师是布鲁赛啊！"[1]

巴尔扎克《无神论者做弥撒》中的贺拉斯·比昂尚有着布约的影子："这位青年正直磊落，从来言出必行，为朋友可以两肋插刀 [……] 他安贫若素，故而从不气馁 [……] 他淡泊如骆驼，机敏如牡鹿，意志坚定，肯实干。"[2]

1818 年，布约开始了他的职业生涯。他先在科钦医院实习，跟随贝当教授学习，这是他最喜爱的老师。五年后，他成了医学博士。三十岁时，加入了法国医学学会。之后，竞选生理学主席落选，他将这归咎于他人的暗中操控。失败未能阻止其继续争选雷卡米埃辞职后空下来的慈善机构主席一职，然而职位很快由科尔维沙担任。1848 年，布约接替奥尔菲拉担任医学院院长。在此期间，布约对医院规章进行改革。同时，他还因为反对前任院长拒绝公布开销的行为，而掀起过一场论战。结果是，前任院长奥尔菲拉洗刷了冤屈，布约却遭到了同事的攻讦。

布约痴迷神经学，他发现小脑可以维持人体的平衡，同时指出："言语器官由大脑前叶一种特殊的独立中枢所支配"。在心脏病学方面，布约发现了心力衰竭中出现的"奔马律"，发表

---

[1] Henri Georges Dejeant, *Un personnage de la comédie humaine. La véritable vie de Horace Bianchon (Bouillaud)*, Louis Arnette, 1930, p. 15.

[2] Honoré de Balzac, *La Messe de l'athée*, op. cit., pp. 308-309.

了《心脏疾病临床专论》。他第一个发现了多关节炎和心内膜炎
之间的关系，并于 1840 年出版了著作《类风湿关节炎与心脏发
炎之巧合关系的临床专论》。作为布鲁赛的得意门生，布约别出
心裁地提出以放血和水蛭吸血的方法来治疗由风湿热所引发的
心脏病。

布约很快因为其两本著作而出名，并被邀请去俄国宫廷进行
会诊。包括拉马丁、拿破仑三世、迪皮特朗等在内的法国精英都
是他的病人。政治方面，布约被选为夏朗德省的议员，是左派的
共和党成员。

去世前的那些日子，布约依然经常参加研究院和法国医学学
会的会议。面对进步，他显得守旧迟疑：“巴斯德先生声称旧医学
必须退位以使新医学有发展空间，这我绝不赞同。”[1]

1861 年，他的学生保罗·路易·杜若兹（Paul Louis Duroziez，
1826—1897 年）整理并出版了他对二尖瓣狭窄（也称 Duroziez 征）
及其影响的相关论述。

实验生理学和心血管系统测量仪器

19 世纪下半叶，实证主义思潮盛行。该思潮崇尚科学和技术，
认为唯有此才能创造幸福。思潮的理论代表人物是奥古斯特·孔

---

[1] Henri Georges Dejeant, *Un personnage de la comédie humaine*..., op. cit., p. 75.

德，他对当时的医生们产生了深远的影响，其中包括克劳德·贝纳和埃米尔·利特雷。利特雷终生都在翻译希波克拉底的著作，他希望将其树立为后世医学效仿的典范。

工业时代的到来引发了人们对于仪器和精确测量的狂热。医学领域也配备了专用于动物实验的测量仪器，这成为理解人体生理的关键。

法兰西实验生理学校取代了过去的临床解剖学校。科尔维沙、比沙及拉埃内克让位于克劳德·贝纳、布朗·塞卡尔、保罗·伯特、尚－巴蒂斯特·肖沃以及研究心脏生理学的艾蒂安－儒勒·马雷。

艾蒂安－儒勒·马雷（Étienne-Jules Marey，1830—1904 年）多才多艺，喜爱手工，是血流动力学研究的先驱，也是电影艺术领域的先行者。他曾在科钦医院做实习医生，并以"生理状态中以及疾病中的血液循环"为题进行了论文答辩。随后，他很快便不再从事医学实践，转投于生理学的研究当中。

马雷和朋友——阿尔弗兽医学院的教授尚－巴蒂斯特·肖沃（Jean-Baptiste Chauveau，1816—1891 年）一起，设计出了能以图像记录并显示出脉

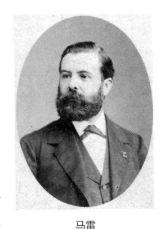

马雷

图片来源：©Bibliothèque de l'Académie nationale de médecine (Paris).

搏跳动的血压计。照他的话说，这个新装置为他的研究领域带来了极大的进展，因为它能将抽象转化为具体的视觉图像。

通过比较被同时记录下来的各种数据，医生可以研究不同现象之间的关联性。1863 年，在巴黎科学学会上，马雷和肖沃发布了他们借由心脏导管术观察到的马的心房及心室的血压记录，同时，还有通过将传感器放置于体外心尖位置所得到的心尖搏动图。这次的实验解决了 19 世纪中叶以来的一项争论：心脏前区的休克究竟是如哈维所说的与心室收缩吻合，又或是另一派说法中的和心室舒张吻合？然而，就临床实践而言，血压计中最重要的作用是让医生得以在体外测量人体血压。不过仪器本身较为复杂，仍然使用不便。

西庇阿·里瓦－洛西（Scipione Riva-Rocci）发明了可用于日常的血压测量器。他的初衷是设计一个易于使用、方便快捷的仪器，并选择了最易接触到的、来自主动脉的肱动脉来测量。

1896 年 12 月 10 日，都灵公报报道了里瓦·洛西研发的新型血压计。文中说明了血压记的测量原理，并指出了其与旧血压计的两个不同之处：首先，以往血压计的护臂材料取自自行车的内胎，直径 4—5 厘米，比新型的血压计窄得多，造成血压数据偏高；再者，过去测量血压是由人工触诊护臂下方的脉搏，而非透过听诊器，于是测量到的只是收缩压。

1905 年，冯·雷克林豪森（Von Recklinghausen）调整了护臂

的尺寸，使其能够对动脉施加平均的压力。同年，俄国医生尼古拉斯·柯罗特科夫（Nicolas Korotkoff）用听诊器取代了人工触诊。这种听诊法除收缩压外，也可以测量舒张压。这是他在日俄战争期间为伤兵治疗时得到的启发。1920 年，这种方法逐渐被世人所知晓，但他已因结核病去世了。

19 世纪末，人类已经开始测量血压，但却并未认识到此举的意义。美国的一家保险公司在统计客户的健康指标时，发现血压高的客户易患心血管疾病。 1922 年，纽约大都会人寿保险公司从八千名客户中获取了五十万份血压记录。[1]1911 年，西北互助人寿保险公司的董事菲谢表示："每位医生都应该配备一台血压计，它能为诊疗提供可靠的帮助。"[2]

1914 年，里昂的医生路易斯·本尼迪克特·加拉瓦尔丁（Louis Benedict Gallavardin，1875—1957 年）自费出版了著作《临床血压》，全书共 70 页。书中，他明确指出了血压测量的重要意义。起初，他的书遭到出版社的拒绝，他们称："这是一本只有您本人才会感兴趣的专业书籍。"[3]

20 世纪 40 年代末，出现了第一种抗高血压的治疗药物：利

---

［1］ André Thévenet, Christian Régnier, *La saga des ténors en cardiologie, AstraZeneca, cardiovasculaire*, Melody, 2002, p. 86.
［2］ Bruno Halioua, *Histoire de la médecine, préface du professeur J.-N. Fabiani*, Masson, 2001, p.177.
［3］ Ibid., p. 177.

血平。之后，其他药物也相继出现：1958 年的双氢氯噻、1963 年
的维拉帕米、1964 年的速尿灵（利尿磺胺）、1965 年的心得安、
1975 年的硝苯地平以及 1982 年的卡托普利。

19 世纪末，一项伟大的发明诞生了：X 光照相术。1895 年 11
月 8 日，在维尔兹堡的实验室里，威廉·康拉德·伦琴（Wilhelm
Conrad Röntgen，1845—1923 年）洗出了"第一张肉眼看不到的 X
光照片"，上面有心脏的造影。一年后，在法国，杜桑·巴泰莱米
（Toussaint Barthélemy，1850—1906 年）首次实施了胸部 X 光
照相。

▶ ▷ **20 世纪**

20 世纪初，产生了两项关于心脏检查的重大发明：心电图和
心导管术。

生理学家威廉·埃因托芬（Willem Einthoven，1860—1927 年）
是心电图的发明者。他是一名来自荷兰莱顿的教师。1903 年，他
研发出了一台能以振弦显示心律的心电记录仪。他为心电图编写
了心脏活动的不同阶段：P、Q、R、S、T，并于 1924 年获得了诺
贝尔生理学和医学奖。

安德烈·库尔恩（André Cournand，1895—1988 年）促进了
心导管术的发展。库尔恩生于巴黎，1930 年起定居美国。此前，

1846 年克劳德·贝纳、1863 年肖沃和马雷已经分别对动物实施了心脏导管术。库尔恩与同事迪金森·理查（Dickinson Richards，1895—1973 年）重新进行了一位名叫沃纳·福斯曼（Werner Forssmann，1904—1979 年）的外科医生做过的实验。这位外科医生在 1929 年时曾冒险将导管导入自己的贵要静脉中，并将其推送至右心房。库尔恩与理查完善了这一技术，将其应用于心肺压力及心血排量的测量。

"二战"后不久，为进行临床检查，心脏病科医生开始使用心电图、肺部透视以及心导管术。尽管这一时期的医生对于心血管疾病已经有了几近全面的了解，但关于心血管疾病的预后仍无太大进展。直到 20 世纪下半叶，心血管疾病的预后才由一种抽象概念转化成实践技术，进而变成具体的成果。

在技术层面上，医学发现已不再是医生的专利，许多基础研究和军事研究同样促进着医学的发展。原子能的发现便是基础研究促进医学进步的一个例子。起初出于军事目的而被发现的原子能竟对癌症的治疗产生了意外的效果。超声波也是如此。1883 年，英国人盖尔顿（Galton）发明了能发出超声波的哨子，但却从未想过它这会在半个世纪后的"二战"中成为探测潜艇的雷达概念的起源。再过二十年后，超声检查使医生得以用肉眼来观察人体的内部。从此，工程师便成了医生医学事业中的一个重要伙伴。

医生的另一个合作伙伴是化学产业。通过配置新化学分子，化学产业为医学提供了其研究成果。

此外，统计数据的使用也推动了医学方法的进步。为了发现更多有效的治疗方法、寻找出最恰当的策略，医生们需要进行各种治疗测验，将接受实验疗法的病人和未接受实验疗法的病人数据加以比较和分析。

治疗方法的革命

20世纪下半叶，心血管疾病的死亡率明显降低，因为人类拥有了新型的治疗武器：心脏外科学、冠状动脉扩张术、心脏起搏器以及新型的药物。

直到19世纪，心脏外科学仍被视为一项禁忌，一项对于人类雄心的限制。苏黎世的外科医生西奥多·比尔罗斯（1829—1894年）曾警告同时代人："无论谁想对心脏进行手术，他都将失败，都将失去同行的尊重。"然而，诺贝尔奖得主法国人亚历克西·卡雷尔（Alexis Carrel，1873—1944年）却于1904年以动物为实验对象，证明了以颈动脉作为导管，给正在跳动的心脏，进行冠状动脉搭桥手术的可能性。最主要的困难是很难找准替换心脏的时机。因为实施心脏外科手术时，经常需要心脏停止跳动。但是，心脏停止跳动超过三分钟，就会引发不可逆转的脑损伤。通过体外循环来弥补手术时心肺功能不足的想法，直到1955年才被提出。

之后，心脏外科学进入了一个新的阶段。

第一个阶段是 1920—1956 年，是心外科学阶段。外科医生们将自己的手术局限在心脏的周围，而不敢触碰心脏。

1938 年，在波士顿儿童医院，罗伯特·格罗斯（Robert Gross，1905—1988 年）首次实施了动脉导管结扎手术。

1944 年 10 月，斯德哥尔摩的外科医生克拉伦斯·克拉福德（Clarence Crafoord，1899—1984 年）进行了第一例主动脉缩窄的矫正手术。

1944 年，心脏病外科学实现了一次壮举：布莱洛克 – 陶西格分流术，这一技术拯救了那些 "肤色发青"（青紫色）、等待死亡的孩子。该分流术的关键在于切断左锁骨下动脉（这样不会对孩子产生不良影响），之后再将其引向肺部动脉。就这样未经氧化的血液重新被引向肺部，并在此得以氧化。这是一种姑息性手术，[1] 能够提高法洛四联症[2]的功能耐受性，是伊莲娜·陶西格（Hélène Taussig，1898—1978 年）的主意。她曾向格罗斯阐述这个想法，却被格罗斯高傲地回绝："我实在无法对动脉导管实施外科手术，我不想再一次让病人的心脏畸形。"[3] 最终，阿尔弗

---

[1] 姑息性手术属于解除症状而非根除性手术，能隐除患者痛苦，改善患者生存质量。——译者注
[2] 法洛四联症：一种常见的引起青紫的先天性心脏病，较复杂，主要畸形包括心室间隔的缺损和肺动脉狭窄等。——译者注
[3] Bruno Halioua, *Histoire de la médecine, préface du professeur J.-N. Fabiani*, Masson, 2001, p.177.

雷德·布莱洛克（Alfred Blalock，1899—1964年）亲自演示，成功实施了这一手术，并影响了医生夏尔·迪博（Charles Dubost，1914—1991年）的志向。夏尔·迪博在给一位瑞士同行的信中这样写道："1947年，布莱洛克深深地影响了我，以至于我放弃了对于胃部和直肠的研究，全身心投入到新的领域，它将成为外科学的一个新的分支。"

1948年6月10日，一位胆大的外科医生触及了心脏：夏尔·皮·贝利（Charles P. Bailey，1910—1993年）实施了二尖瓣连合部切开术，通过二尖瓣的狭窄管口，强行引入定位器。

心脏外科学的第二阶段始于1955年。在这一阶段中，理查德·德·沃尔通过体外循环来调节心脏，成功实施了心内直视手术。自此，医学进展神速，首先是在先天性心脏病方面。1956年，约翰·W.柯克林（John W. Kirklin，1917—2004年）和登顿·A.库利发表了关于室间隔缺损闭合（CIV）的最初的研究。次年，利勒海和柯克林完成了对于法洛式四联症的首次全面矫正，但该病的死亡率仍然十分惊人：50%。现今，四联症的死亡率已不超过5%，且矫正手术在两岁之前就可实施。1971年，波尔多的外科医生弗朗西斯·丰唐完成了首例单心室矫正手术。1966年，哈斯凯提出了一种对大血管进行换位的姑息手术。确切地说，这一修复手术是在1959年由奥克·森宁（Ake Senning，1959—2000年）实施的。之后，1964年，W.T.穆斯塔也实施了这一手术。但是这一技术后来不再被使用。1975 年，巴西的外科医生亚特奈（A.D.Jatene）提出了解决方案。他首次成功实现了不错位，即肺动脉和主动脉的不交叉。先天性心脏病手术起步的五年后，瓣膜性心脏病手术也开始起步。1960 年，德怀特·哈肯（Dwight Harken，1910—1993 年）首次实现了主动脉位置的瓣膜置换。1961 年，阿尔伯特·斯塔尔（Albert Starr，1926—）进行了二尖瓣位置的瓣膜置换。

最令人惊叹的外科手术莫过于心脏移植，虽然在技术层面上，这并非最为复杂的手术。就器官移植来说，主要的障碍是机体对被移植物的排斥，认定它来自别的躯体。免疫学家们为移植手术开辟了道路，是他们认识到了肌体的防御机制。在人类成功将机体与被移植物结合起来前，这是一个必不可少的阶段。三位医学诺奖得主使器官移植成为可能。卡尔·兰德斯泰纳（Karl Landsteiner，1868—1943 年）于 1930 年获得诺贝尔奖。他最先对血型进行了区分，将其分别命名为 A、B、AB、O。此外，他与菲利普·莱文一起发现了 RH 因子。让·多塞于 1980 年获得诺贝尔奖，他发现了人类白细胞抗原（HLA）系统。彼得·梅达沃（Peter Brian Medawar，1915—1987 年）于 1960 年获得诺贝尔奖。他描述了 T4 淋巴细胞的作用。T4 淋巴细胞是一种带有免疫抗体的白细胞，好比一张保险单，可以保护机体，阻拦攻击者与入侵者。

此后，医生们开始致力于研究抑制淋巴细胞作用的治疗方法。大量以抑制免疫力为名的药物也从此出现。

1960 年，诺曼·沙姆维提出了一个心脏移植的完美策略，并在动物身上予以实施。

对人类来说，移植手术还存有一个障碍，不在技术领域，而在伦理领域。即我们是否能够将仍在跳动的心脏——这一生命的象征提取出来？如果可以，就要重新定义"死亡"了。长久以来，生命被理解为心脏的跳动。但有时，心脏继续在跳，大脑却已瘫痪，即所谓的"脑死亡"状态。这种情况下，大脑不会再有任何意识。

照说，心脏移植手术的希望本该在沙姆维身上，他曾论写过关于动物心脏移植的手术。但第一例人类心脏移植的手术，却由克里斯蒂安·巴纳德（Christiaan Barnard，1922—2001 年）1967 年在格鲁特·舒尔医院（开普敦）完成。这位身具公子哥气质的外科医生与卡布罗尔、沙姆维一道，曾师从于利勒海。他生来敢想敢干，又因身处南非，较之国际上的其他同行，行动上更为自由。这些都促成了他的成功。

1968 年，心脏移植方面进展喜人，次年却出现了大量的死亡：在 102 例手术中，存活下来的仅有十来例。导致这些死亡的原因是排异。尽管被浇了冷水，沙姆维仍坚持探索。1974 年，他团队里的医生玛格丽特·白金汉（Margaret Billingham）提出对被移植的心脏进行活组织检查，借由显微镜来估测起排异作用的淋巴细胞的个数。这一分析法，与以往巴纳德提倡的、不精确的电子数据法相比，不啻为重大的进展。

1980 年，环孢素的使用有效地改善了被移植者的预后情况。这是一种从蘑菇（这种蘑菇只在挪威有）中提取的物质，能有效阻止 T4 淋巴细胞对移植器官的破坏。

如今，心脏移植的主要障碍已与过去全然不同：主要是捐献数量上的不足。面对移植器官的不足，有两种方法：一种是进行原位移植，使用基因变异且与人体兼容的猪的心脏，另一种是使用心脏辅助装置。

20 世纪 90 年代初，在戛纳的一次大会上，听众就心脏移植的未来，向诺曼·沙姆维提问。沙姆维用一张幻灯片进行回答，幻灯片上写着："狮子理查德感谢您为它做的心脏移植。"他在暗指心脏移植起源于动物。但未来似乎更倾向于假体辅助。1966 年，德巴基氏于休斯敦发表了第一篇关于假体的论文。如今，这些装置只暂时为病人所使用，直到有捐赠的器官出现。

1982 年，在盐湖城，维勒汉·考立夫（Willhem Kolif）和助手罗伯特·雅维克在威廉·德·维黑身上首次实施了植入人工心脏的手术。从此，这些装置越来越先进。相信在不久的将来，它们可以被永久使用。

1967 年，阿根廷人勒内·法瓦罗哈（René Favaloro，1923—

2000 年）完成了第一例冠状动脉搭桥手术。他是美国克利夫兰医学中心的一位外科医生，有"穷人的外科医生"的美誉。他生于布宜诺斯艾利斯，在此完成了学业，随后作为全科外科医生，前往潘帕斯草原行医。四十岁，他加入了克利夫兰医学中心，并在此进行了首例搭桥手术。尽管收到多家美国中心的聘书，他还是于 1970 年返回了阿根廷。他在圭梅斯医院任职，创立了法瓦罗哈教育研究基金。1992 年 7 月，他建立了个人的心血管外科学和心脏病学研究所。他反对全球化，为本国受苦群众的医疗权利而奋斗。2000 年，一场经济危机席卷了阿根廷，他的研究所因此破产。同年 7 月 29 日，法瓦罗哈自杀身亡。

冠状动脉外科手术的实施，要借助冠状动脉造影术。这项检查旨在使冠状动脉——为心脏运输养料的动脉——变得不透明。冠状动脉梗死是造成心绞痛和心肌梗死的原因。1958 年，克利夫兰医学中心心脏病科的医生弗兰克·马松·斯诺（Franck Mason Sones，1919—1985 年）第一次使用了冠心动脉造影术。

1964 年，盖瑞特、丹尼斯和德巴基首次试图进行冠状动脉搭桥手术。1973 年，这次手术才被公开，此前一直未被人关注。迈克·德巴基（Michael Ellis De Bakey）被视为心血管外科学的创立人之一。1908 年，他在路易斯安那出生，父母是黎巴嫩移民。他在新奥尔良的杜兰大学学习，随后为完成学业，起身到欧洲游历，从海德尔堡到斯特拉斯堡。游历期间，他在勒内·勒里什的指导下从事生理学的研究。在对外科学技术的简化和推广上，有着突出的贡献。他桃李遍及世界，不仅教授心内直视手术，还有血管外科学。1953 年，他实施了第一例颈动脉血栓内膜切除术，创造性地用涤纶进行了搭桥。

1977 年，发生了第二次革命。移民自东德的安德烈亚斯·格林特茨格（Andreas Grüntzig，1939—1985 年）曾在一家瑞士医院工作。他在医院地下室二层一间极小的办公室办公。给病人冠状动脉造影时，他多次观察到病变阻塞了动脉，于是设想通过气囊扩张，将病变挤向动脉内壁，从而将之压碎。这一技术帮助医生在很多情况下，不用打开胸廓，就能直接搭桥。介入心脏病学深刻影响了随后的心脏病学实践。但这一技术也有一定的危险性。1/3 的案例中，内膜（紧贴着动脉内部的一层）受到损害，导致被撑大的地方开始增生细胞，最终造成新的狭窄。支架的使用，部分解决了再狭窄的问题。1986 年 3 月，雅克·普埃尔在图卢兹第一次使用了支架。这次手术之后，病人存活了十七年，于 2003 年去世，享年八十七岁。

近五十年间，心律学也取得了较大发展。1952 年，哈佛大学贝斯以色列医院心脏病科的医生保罗·佐尔（Paul Zoll，1911—1999 年），在病人胸口放置了两个电极，通过外部电流的刺激，最终成功使这位心跳停止的病人苏醒过来。1958 年，瑞典的外科医生奥克·森宁（Ake Senning，1915—2000 年）首次将心脏起搏器植入到一位患有完全性房室传导阻滞的病人体内。近二十年来，心内膜切除术的发展和完善促进了心律问题的治疗。

心脏病学的未来和前景

"没有过去的未来是盲目的，没有未来的过去是不育的。"[1]（让·端木松）

心脏病学的这段历史可以使我们得出两个结论。第一个结论是，发展都是逐步地、分阶段进行的：新概念会开启新的研究领域。临床解剖法自莫尔加尼开始到勒奈格尔结束，期间一直被使用，之后再由如今盛行的统计学方法所取代。第二个结论是，基础研究与实践应用之间存在延迟。现今的基础研究勾勒出了未来的走向。根据这一结论，我们可以预想，遗传学革命将会成为下一阶段的主要内容。

2004年3月25日，尤金·布朗沃尔德发表了论文《血管疾病和心脏疾病档案》。文中，他表明了自己对于未来的观点，并提出了两个预测。

未来十五年内，患心血管疾病的病人数量将会增加，心力衰竭的患病率将会增加。在美国，这一疾病已成为人们住院的首要原因。人口老龄化和治疗方法的改进，更使我们相信未来十五年

---

[1]　Discours de réception de Madame Marguerite Yourcenar à l'Académie française et réponse de Monsieur Jean d'Ormesson, Gallimard, 1981, p. 54.

内的这一趋势。

2020 年后，心血管疾病的患病率将会明显降低。这一惊人的结果应归功于遗传学的进步。遗传学关于染色体组的研究，促使我们能够检测出潜在的病人，以便提早对其确诊、进行针对性治疗。

此外，尤金·布朗沃尔德还预见了对心脏病学越发重要的专业化问题，以及团队领导者的重要性。领导者必须是有实践经验的心脏病科医生，这样才能从整体上协调病人健康所需的治疗方案。另一个明显的趋势是，预防心脏病学将会长期取代介入心脏病学。

▶ ▷ 当今时代的苗圃：巴黎公立医院的心脏病学

君主及其政策

20 世纪 50 年代末，心脏病学领域出现了三位大师：分别是巴黎的皮埃尔·苏利耶和让·勒奈格尔，以及里昂的罗杰·夫劳门特。

戴高乐将军懂得如何在最黑暗的时刻展现出国家的魅力。他以诸多开明君王为榜样，意欲在各个领域重塑法国的辉煌，首先在科学领域。1945 年，抵抗运动医学委员会的罗伯特·德勃雷（Robert Debré）起草了一份计划，旨在促成法国医学的现代化。

1958 年，戴高乐重掌政权后，实施了罗伯特·德勃雷向他呈报的医学改革计划。此计划由一群年轻医生发起，以让·多塞（Jean Dausset）为首。通过重组医院，医学改革计划赋予了医生和研究单位新的身份。

1958 年 12 月 30 号，罗伯特·德勃雷和让·多塞颁布了一项法令，重新定义了医生的身份。这一法令合并了医科教学和医疗中心（CHU）的教学职务和行医职务，开创了一种教学和行医兼并的全职教授职业（PU-PH），从业者有三重任务：护理病人、负责教学以及从事研究。

改革的另一个方面在于调整医院内部的研究组织，并设立了 Inserm（法国国家健康和医学研究院）。1964 年，国家卫生组织（INH）和克劳德·伯纳德协会合并组成了法国国家健康和医学研究院。1941 年，在洛克菲勒基金的资助下，旨在关注公众健康、协助健康调查的国家卫生组织诞生了。战后不久，随着对原子能技术的掌握，INH 对开始转向医学物理学方向的研究，并与法国原子能委员会（CEA）进行合作，研发放射性元素、细胞生物学研究所必需的同位素标记物，以及癌症治疗所必需的设备。1953 年，巴黎公共救济事业局创办了克劳德·伯纳德协会。该协会旨在使临床医生能够在医院从事研究。这样的背景下，加以勒奈格尔和塞巴的支持下，布西科医院心脏病学研究中心诞生了。

在国家卫生组织和克劳德·伯纳德协会之前，研究主要在于传染性疾病的预防，比如疫苗的发现以及结核病的攻克。20世纪初，国家社会卫生办事处在巴黎、里尔、突尼斯的巴斯德研究所进行研究，旨在攻克肺结核病。

与此同时，1958年，法兰西第五共和国设立了科技研究总代表团（DGRST）。它是科研部的前身，掌管公共研究的预算。1959年，预算金额为四亿法郎，与前年相比增幅为170%。这些不同的措施都促成了二十年来医学研究的飞速发展，使法国超越美国，稳坐心脏病学领域的头把交椅。

20世纪80年代，政府对医院和研究的管控力度明显加大。1984年，Inserm脱离了卫生部，归到了新设的研究部，同时内部进行了重组。此次重组改变了Inserm成员的身份，使他们从研究者变成了官员，这促成了大量非医生人员的加入（这段时间内，3/4的新来人员都不是医生）。自20世纪80年代起，通过一系列改革（以1991年7月31日颁布的法令为最），医院领导者的权力终于得到了显著加强，他们拥有了医院的全部管辖权。

研究这些变化所带来的影响，以及医生和研究者的权力向政府的过渡，定然十分有趣，然而这并非此书的目的。我们只欲将其与美国的现行体制做一比较。在美国体制中，决定的中心不在于政府，而在于国家代表，在于至高无上的人民，即在于国会。国会周围有一个重要的专家群体，国会会影响"国立"卫生研究院（NIH）的决策。这样，民选代表会根据专家的建议和人民的需要，可以将预算导向其他学科。

在美国，医学研究的预算数额巨大，发展惊人，从1998年给予"国立"卫生研究院的130亿美元增长到了2003年的260亿美元。国会上，由总统所建议的预算数额一涨再涨。结果便是，这些欧洲的"大制药公司"为了能分一杯羹，将他们的研究中心建在了大西洋彼岸。

为了研发罕见疾病"孤儿药"的治疗药物，美国于1983年采取了一项有效的鼓励措施——颁布了《孤儿药法案》。这一法案对致力于新分子研究的公司给予税收和贸易上的优惠。同时，效果显著：诺贝尔奖频频获得，新型分子的发现显著增加。20世纪70年代时，2/3的新型药物是由欧洲研发的，美国和日本共同完成剩下的1/3。但在2003年，超过60%的新型分子是由美国研发的。

20世纪60年代，法国几与美国持平，每年大约研发出90种新型药物，是德国的两倍，英国的四倍。但是，1990—1994年，法国研发了14种，美国却研发了85种。[1]

关于戴高乐将军领导下的对医院和医学研究的改革方案，盖伊·威尔麦和丹尼尔·布迪耶有着非常详细的记载。这些记载摘

---

[1] Chiffres tirés de trois numéros du journal *Les Échos sur la recherche médicale aux États-Unis*, datés des 26, 27 et 28 mai 2003.

自 Inserm 于 2003 年出版的书籍《献给让·多塞教授》。

丹尼尔·布迪耶写道："自 1952 年起，我们的重心便转向了势在必行的医学研究改革。多塞是这一改革的筹划者。一群青年医生从此踏入了孟代斯主义阵营，其中包括盖伊·威尔麦、安德烈·鲁塞尔、雅克·罗宾还有我。此时，孟代斯·弗朗斯对于这些人更多是一种精神上的借鉴，而非政治派别。1956 年，我们决计向罗伯特·德勃雷教授求助，希望他能领导我们的行动。德勃雷教授早已预想过一套医学改革的方案，跟我们的也大致相似。我们当中有人跟他打过交道，尤其是盖伊·威尔麦曾做过他的实习医生。让·多塞于是和比埃一起，被任命为国家教育部的技术顾问。至于威尔麦和我，任务是会见巴黎各个医院的领导，向他们解释改革的合理性。时任总理的米歇尔·德勃雷是罗伯特·德勃雷的儿子。多亏了他，当时的国会主席戴高乐将军才于 1958 年颁布了法令，自此我们的改革方案终于落实了。"

盖伊·威尔麦说道："我为我们选择罗伯特·德勃雷出了把力，1949 年的时候，我还当过他的实习医生呢：他实在是领头的不二人选。此外，我还在《解放报》上读过他战时秘密写作的文章，很精彩！他的改革主张跟我们不谋而合。我们与罗伯特·德勃雷会了面，问他能否出任委员会主席。他气度不凡，自有一种慑服人的本领。对于医生是否要选择全职，他想法绝妙，提出了一种双重的解决办法。他说：他们既要临床诊治，教授医学，同时还要搞研究。因此，我们终于从改革者变成了施恩者。也就是说，我们曾经确信的方案即使被议会通过，最终也会被驳回。因为不知道戴高乐将军是否会批准。但是，德勃雷对我们说：我认识他，替他的孙女治过病，我会找他谈谈。我在布雷瓦纳医院工作那会儿，德勃雷经常过来。有次，会诊结束后，他看过几位病人后，便碰到我，拉着我工作衫的扣子不让走。他对我说：我的小威尔麦，我可得跟你说道说道我跟戴高乐的会晤啊！我到得挺早，跟往常一样，在约好的时间，将军接见了我。他对我说，您好啊，我亲爱的大师，他竟唤我作大师……罗伯特·德勃雷继续说，你晓得的，威尔麦，我认识共和国的所有总统。这些人都非常聪明。大家同他们讲事情，他们都懂。刚一懂，就被另一个换掉了，真没效率。跟他们在一块儿的时候，总有电话打进来。他们桌子上总堆满了无用的文件。但在戴高乐的办公室，桌上空空如也，只有一部电话……和他为我准备的两页材料。"

勒内·比埃当时担任国家教育部部长，是一位很有影响的政治人物。他的顾问雷蒙·布瓦涅追忆他们会议的场面："1959年整整一年，我们的工作小组都在忙着逐条起草改革方案。光属人法，就至少有六十来条。晚上，我们到罗伯特·德勃雷家里去汇报工作，让·多塞和几个土耳其青年人也在他家。圆桌会议上，罗伯特·德勃雷拿出卢瓦尔河沿岸产的布尔格伊葡萄酒来招待我们。他自己的小城堡里有个葡萄园。慢慢地，我们聊到了文案的起草。属人法确定后，就轮到全职选择的问题了。所有人都自由选择，不得强迫。想留住自己城里工作室的，可以继续保留以前的身份。罗伯特·德勃雷对我说：选择的时候，不会有太多人的。我回他：要是他们没有选择的意愿，以前又何苦为了双重职业的利益最大化而斗争呢？结果是，63%—64%的人选择了新身份。接下来是开展新的竞赛、确定职位数目。新竞赛进行得很快，改革就这样顺利地启动了。这是最成功的一次改革。"

个人见证

尼采曾说："如今，法国是最神圣化、最考究、最具品位的欧洲文明的中枢，但是，这一具有品位的法国还有待于我们发现，它各方面都隐藏得很深。"

从我来到法国，便有机会遇到这种"神圣化的、考究的精神"，这一"具有品位的法国"。这一邂逅就发生在公立医院里。作为一名年轻的大学生，我先后在蒙彼利埃和巴黎的老师们身上发现了这种精神。他们世事洞明，严于律己，对自我在身体、智力、道德、职业方面的要求都极为严格。他们的品质令我感动。

我立刻觉得来到公立医院是如此幸运。这里盛行着一种求知的风气，每个人都不辞辛劳，力求做到最好，本着一种在校求学的心态，成为求知的一分子，沐浴在教师们的激励目光里。教师则象征着一种医学理想，正是这种理想使千万学子离开家乡，负笈千里。

在这人才的苗圃里，自由的氛围无处不在，这种氛围对科学创造的重要性，我们已经反复讲过。所有人都能照自己的喜好，来选择学习内容，取长补短，互相合作，协调得像座时钟。

公立医院的这种氛围，其实不过是城市生活的反映。巴黎经历着一个辉煌的时刻，吸引了欧洲和国际上的知识精英。

20 世纪 60 年代，阿尔及利亚战争的结束和第五共和国的诞生，使法国有了一个政治稳定的时代。欧洲在"二战"后，还不断发生着骚乱：德国分裂、意大利陷于黑手党和"极左"运动的困境、佛朗哥使西班牙苦不堪言、萨拉查让葡萄牙水深火热、柏林墙致使东欧陷入一片黑暗。

正如托勒密时期的亚历山大城和 16 世纪的帕多瓦，巴黎也成了所有热爱自由的人士的避难所。此外，巴黎人热情好客，向所有身怀知识的来客敞开大门。现今掌权的一代都曾经历过"二战"，不少人还经历过"一战"。他们目睹过国家的摧毁和重建。他们明白开放政策有益处，并希望能留给后代一个和平繁荣的国家。

这一时期，心脏病学经历了一次革命性的变动。到 20 世纪 50 年代，医学虽已发展了 2500 年，人们仍然"死于心脏问题"，像中世纪和古代一样。唯一的不同在于，我们知道了疾病的名称。虽说人类在诊断疾病上已有了很大的进步，但对治疗却仍无计可施，预后更是无能为力。

到了当今这一代，心脏病学革命所带来的好处才显露出来。20世纪50年代曾束手无策的实习医生们，晚年终于目睹了心脏疾病的预后被完全攻克的事实。这些治疗的发现随时随地发生着。心脏起搏器发明于20世纪50年代，心脏外科学蓬勃发展于20世纪60年代中期，冠状动脉扩张术在20世纪70年代末，同时还有溶栓被用于治疗梗死。如今，我们所使用的大部分药物都诞生自20世纪60年代之后。

心脏病学已经改变，心血管疾病也如此。最先是关节风湿病折磨孩童，之后是风湿性心脏病影响年轻人，现在问题变成了变性疾病和动脉粥样硬化。原因就在于平均寿命的延长、人们对肉类食物和脂肪类食物的过量食用、过量摄入烟草，后者堪称印第安人的死后复仇。虽然白人在发现美洲时通过战争和疾病屠杀了大量印第安人，但是印第安人却通过向白人提供一种植物来进行"复仇"。这种植物就是烟草，它的危害比所有侵略者加起来还要大。在当局的长期纵容下，烟草造成了极大危害。

三十年后，公立医院已经改变。想要规管一切的政府，将其纳入了自己的体系。医院，凭着它伟大的智慧，曾培育出许多医学精英，最终却只留住了一小部分，大量医学精英选择了开设私人诊所，更糟糕的，还有人前去美国的大学任职。这些杰出的医生只有一个心愿，即留在医院里，使用性能良好的工作器械，同时不必过于担心自己的薪酬和福利。

此外，还有另一个变化：医学成为自身成功的受害者。同情式的医学变成了灵验的医学，具有了一种"神圣的权力"。这种权力可以延长生命，减缓痛苦。医学自此变成了一个严重的社会问题。为所有人提供最好的医疗服务需要昂贵的费用。这一费用由不能容忍医疗方面不平等的社会负责。于是在欧洲的社会民主主义国家中，有经济眼光的健康经济学家应运而生。

巴黎心脏病学

要向读者诸君讲述现代巴黎心脏病学的历史，实在需要一本巨著，因为其中的杰出代表指不胜屈。在此，我们只能予以概观。

皮埃尔·苏利耶（Pierre Soulié，1904—1972 年）和让·勒奈格尔（Jean Lenègre，1903—1970 年），

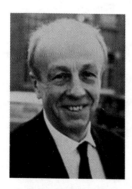

让·勒奈格尔

图片来源：Pr Jean Acar, Yves Grogogeat et Louis Guize.

两位人物全然各异，却能在这场心脏病学的改革之中相辅相成。前者在布鲁赛医院工作，后者从业于布西科医院。两人各自开创了声名显赫的心脏病学新流派，其中所出的代表至今仍是当代的大师。他们享有国际盛名，吸引着法语世界和地中海周边各国的医生前来求学。

皮埃尔·苏利耶和让·勒奈格尔曾先后担任法国心脏病学协会的会长。此协会建立于 1937 年，由夏尔·罗布里发起，《血液、血管和心脏疾病档案》的编委会负责领导。《血液、血管和心脏疾病档案》杂志于 1908 年由亨利·瓦兹奎兹创办，并在 1937 年成为法国心脏病学协会的官方刊物。

让·勒奈格尔生于巴黎，父亲是位医生。他曾于 1949 年被任命为布西科医院的负责人，在此完成了一项艰巨的工作，通过比较组织学病变和在希氏束束支传导阻滞中观察到的电流踪迹，补充并扩展了玛翰（Y.Mahaim）的理论。借助希氏束束支的原发性变异，他为大部分的慢性传导阻滞提供了解释。在《血液、血管和心脏疾病档案》1958 年发布的特刊中，他发表了基于 230 例心电图和临床解剖观察的工作报告，并附有对每个病例的组织学研究情况。

1945 年，即安德烈·古尔南实施手术三年后，勒奈格尔与皮埃尔·莫里斯一起，成为血流动力学和人类心脏导管术发展史上的先驱。他与汉姆伯特合写了专论《心肌梗死》，与卡鲁索和舍瓦雷合著了《临床心电图》。

他痴迷于临床解剖法。学生怕他因解剖尸体而得罪病人，常调侃说："您将来可还要成为莫尔加尼呢！"

皮埃尔·苏利耶（1903—1970 年）生于蒙彼利埃，父亲毕业于综合工科学校。1925 年，苏利耶开始在巴黎地区的各大医院里

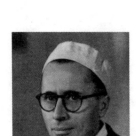

皮埃尔·苏利耶

图片来源：Pr Jean Acar, Yves Grogogeat et Louis Guize.

住院实习。1941 年，他在大学城内的一家临时医院当上了负责人。1945 年，他又成了拉布瓦西埃医院的负责人。1960 年他离开了拉布瓦西埃，将职位交接给了 Y. 布鲁汉，进入布鲁赛医院工作。

1958 年，他与乔利以及德乔治一起借由血流动力学，使一种新疾病——左心室肌肉狭窄案例化。他与洛朗一起最先实现了对于心腔内声音的采集（1955 年），同时设想出用同位素发电的心脏起搏器（1971 年）。

他推动了三个领域的发展：

心脏瓣膜病，与阿卡尔、希什、乔利一道。

先天性心脏病，与布沙尔、克罗纳、维南特一道。

心脏外科学，他最初研究的领域。

皮埃尔·苏利耶是一位真正的人道主义者。他文化底蕴深厚，多才多艺，还是水彩画家和小提琴手。自 1955 年起，他负责医学史的讲授。

勒奈格尔和苏利耶未竟的事业在下一代，即其学生手中完成了，这些学生曾受益于公立医院和心脏病学治疗革命的光辉时期，正是这些学生让法国心脏病学跻身世界一流之列。之后，法国医生与其欧美同行一起努力，系统整理了心脏病学的适应症。在治疗革命时期，这项工作促进了新技术的开发以及新型药物的使用。他们的功绩理应被后人知晓。限于个人所知，我只讲述以让·阿卡尔为首的学派。

让·阿卡尔（Jean Acar）出身于医生家庭，曾师从皮埃尔·苏利耶。其负责人生涯开始于1968年，当时，他与同事勒内·莱内、埃利亚内·法拉、埃利·阿里、弗朗西斯以及大卫·格朗伯格等一起离开了布鲁塞医院，加入了克雷泰伊的阿尔伯特·舍纳维耶医院。很快，他将慢性病科室改造成首屈一指的心瓣膜病理学中心，接收来自整个法国的病人。十年后，他进入特侬医院，一直待到1996年退休。

极少有病症经得住他清晰的诊断。他严于律己，懂得正确领导同事和科室。在这治疗、诊断革命的时刻，他论著丰富，编纂了各种诊断、治疗的方法和病症，尤其是心脏病外科手术和经皮瓣膜成形术。1977年，他与莫哈、德拉哈耶一起创立了法国心脏病学协会的瓣膜性心脏病工作团队。他是欧洲协会的瓣膜性心脏病工作团队的先驱和负责人之一，编著了几部关于瓣膜疾病的工具书。

让·阿卡尔周围聚集了一群志同道合的弟子。首席弟子菲利普·卢克斯罗才能杰出、慷慨宽厚，后来投入到人道主义的医学服务中去。

这一杰出的流派孕育出了两大分支：一派以亚历克·瓦哈尼

安（Alec Vahanian）为首，是比沙医院心脏病学科室的领导者；另一派以皮埃尔·路易·米歇尔（Pierre Louis Michel）为首，在特依医院。贝特朗·科米尔、夏尔·斯塔克曼和莱昂内尔·安立奎·塞拉诺三个人对于超声检查的发展功不可没。这一流派的精神因他们而永存不朽。前两人在私立医院工作，后者在大西洋彼岸的马约诊所工作。

欣欣向荣的巴黎心脏病学

1945年，让·勒奈格尔和皮埃尔·莫里斯在布西科医院开始了法国最早的心脏导管手术。

1968年4月，克里斯蒂安·卡布罗尔和他的团队实施了欧洲首例心脏移植手术。紧随他们的脚步，同年5月，夏尔·迪博为一位极具政治威信的神父布洛涅实施了手术。布洛涅患有晚期冠状动脉功能不全，手术后只活了十八个月。

丹尼尔·吉尔梅和伊哈德·冈德巴克什推动了主动脉外科学在法国的发展。丹尼尔·吉尔梅第一个在主动脉夹层修复手术中使用了黏合剂。

自1969年起，阿兰·卡彭铁尔与阿兰·德洛什、让·诺尔·法比亚尼一起，推动着心脏尖瓣修复外科学的蓬勃发展。手术首先引入一个圆环（以卡彭铁尔的名字命名），将其放置于房室口处，接着拟定二尖瓣的修复计划，之后便如钟表匠修表一般，严格执行修复手术。

在克利夫兰医学中心学习了冠状动脉造影之后，埃里克·哈杉向勒奈格尔教授建议在他的科室中实施这一技术。尽管受到很多人的质疑，教授仍接受了这一提议。法国第一例冠状造影手术实施于 1969 年，采用 Sones 的技术，经由股动脉，然后使动脉显影（经皮穿刺直到 1970 年才被梅尔文·贾金斯开始使用）。

1979 年 1 月 15 日，让·雷诺·盖尔蒙普雷在凡尔赛的理查德医院实施了法国首例冠状动脉扩张术。一位四十七岁的女病人患上了引发顽固性心绞痛的前室间动脉近端狭窄。面对并发症的危险，当时有必要进行应急性的心脏外科手术：法国医疗急救中心（Samu）在医院中等待，一位外科医生在巴黎的雷奈克医院也随时待命。做扩张术是比较艰难的，因为在注气期间，动脉可能会破裂。当时的手术器械还不像如今这样完备。但是，两个小时之后，病人情况良好，既不需要医疗急救中心，也不需要巴黎外科医生的帮助。二十年之后，女病人依旧十分健康。理查德医院团队与盖尔蒙普雷成功实施了首例冠状动脉扩张术。随着手术器材的改善，扩张术已不再那么危险，而成为一种常见的手术：法国年均完成超 10 万例扩张术。

1982 年，克里斯蒂安·卡布罗尔和伊哈德·冈德巴克什实施了全世界首例心肺移植手术。

1986 年 3 月，亚历克·瓦哈尼安在特侬医院让·阿卡尔的科室内实施了欧洲首例二尖瓣扩张术。世界上首例二尖瓣扩张术是在 1984 年由日本人井上完成的。亚历克·瓦哈尼安被认为是这一领域的权威，因为他成功实施了世界上最复杂的经皮二尖瓣瓣膜成形手术。

1985 年，阿兰·卡彭铁尔实施了首例人体心肌成形术。

20 世纪 70 年代，阿兰·卡彭铁尔意识到了寻找动脉管道以取代隐静脉的必要性。他将注意力放在桡动脉上，但结果却令人沮丧，原因在于其内部存在大量的平滑肌，从而导致此动脉经常发生血管痉挛。直到 1991 年，克里斯多夫·阿卡尔才重新实施了这一搭桥手术。另外，克里斯多夫·阿卡尔首先完成了二尖瓣同种移植手术；自 1992 年至今，他已经完成了一百多例手术。

在保罗·巴拉甘的手术之后，20 世纪 90 年代中期，玛丽·克洛德·莫里斯研制出了有效的抗血小板治疗法，即将阿司匹林与噻吩并吡啶药物相结合，从而避免了使用支架时心脏的再狭窄现象。

2000 年，菲利普·曼纳斯实施了首例心肌内部肌细胞自体移植手术，这些细胞将会控制和加强心脏肌肉的收缩。

20 世纪 80 年代初，罗伯特·弗兰克和盖伊·方丹在让·罗斯丹医院推动了电灼疗法技术的发展，电灼疗法技术在于将去纤颤器的能量作用于电生理学导管之上，它为射频消融术的发展开辟了道路。这一疗法最初常被用作希氏束的选择性破坏，后来多被用于因室性心动过速而引发的顽固性疾病的治疗上。1977 年，盖伊·方丹因发现了"致心律失常性右室发育不良"这一疾病而闻名于世。

外省大城市的心脏病学中心也同时在进行。此处仅介绍外省六个世界级医学中心的进展情况：

1957 年，保罗·普埃奇和亨利·拉图尔在蒙彼利埃，借由一个一端带有电极的导管，首次实现了希氏束电位的记录。此举为 1969 年谢拉格的希氏束研究开辟了道路。

1971 年，波尔多的外科医生弗朗西斯·丰唐首次提出单心室的修复设想。

正如我们所知，1986 年，在图卢兹，雅克·普埃尔首次将支架置入人体内。

在鲁昂，阿兰·克里比耶实施了经皮主动脉瓣置换术。这是一项大有前途的技术，目前正在一些中心内进行评估。

1994 年，塞尔日·卡佐和菲利普·里特设计出了一种双心室传感起搏器，以便维持左心室的再同步，用于治疗药物治疗无效的心力衰竭病症。这两个人都是让·克洛德·多伯特的学生。可以说多伯特在鲁昂建立了一个真正的盛产心律学科专家的苗圃。

1994 年开始将射频消融术用于治疗心房纤颤。1998 年，米歇尔·海查格尔于《新英格兰医学杂志》上发表的一篇文章促使这一技术蓬勃发展。他在文章中指出，在 94% 的病例中，纤颤起源于肺静脉，因此提议对病人实施区分治疗。

此外，需要补充说明的是，法国首例冠状动脉搭桥手术是在 1969 年由里昂新教诊所的阿兰·锡斯特龙和丹尼尔·吉尔梅实施的。

第三代的巴黎学派

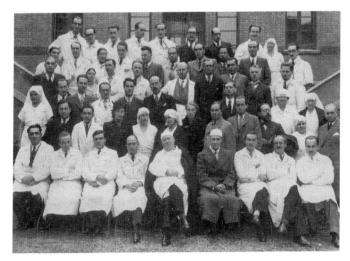

罗博利教授坐在苏利耶教授（在他左边）和勒奈格尔教授（在他右边第3个）之间（布鲁塞医院）。

图片来源：Pr Jean Acar, Yves Grogogeat et Louis Guize.

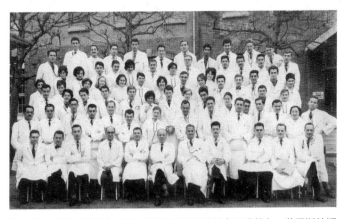

勒奈格尔教授坐在阿兰·热尔博教授（在他右边）和皮埃尔·莫里斯教授（在他左边）中间。伊夫·格罗高盖特教授坐在第一排右二（布西科医院）。

图片来源：Pr Jean Acar, Yves Grogogeat et Louis Guize.

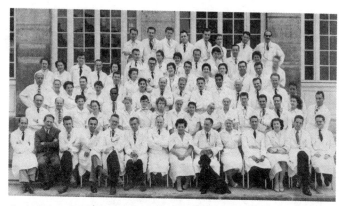

苏利耶教授以及坐在他右边的心电描记术专家胡日尔教授。第一排从左到右依次为：布沙尔医生、塞尔维乐、科尔努和斯拉马教授、克罗纳、维南特、迪·马特；苏利耶左边起：希什教授，迪布瓦医生，德乔治教授，第四排最左边为福尔曼医生（布鲁塞医院）。

图片来源：Pr Jean Acar, Yves Grogogeat et Louis Guize.

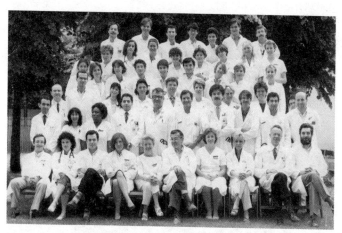

阿卡尔教授周围：瓦哈尼安教授（第一排最右）、米歇尔教授（第二排最右）、恩里克斯－萨哈诺医生（第一排左三）以及阿卡尔医生、阿里、布斯塔尼、卡蒂诺、艾尔贝兹、加梅尔曼、格林贝格、萨维耶、卡萨布、拉洛日、罗杰、西蒙、韦伯（特侬医院）。

图片来源：Pr Jean Acar, Yves Grogogeat et Louis Guize.

结　论

用费尔南·布罗代尔的话来说，我们所经历的2500年的地中海和人类的历史促使我们"从现今时代的焦虑与不安出发，去追问过去"。尽管如此，这种举措仍有一定的风险，要么被选取的历史素材建构了历史自身的真实，要么过去被利用做了伪证。

血液循环的历史为本书最初提出的两个热门问题，即促进科学发展的因素以及科学与宗教之间的关系，提供了一些思路。其中，我们发现主要有三个因素：政治、自由和理性。

政治，在于君主。与个人化的、在国家贫弱时期也能进行的艺术创造不同，科学生产是一种高度依赖政治权力的集体劳作。没有君主，便没有科学。君主是决策者，他制定政策，吸引各地的精英，为他们提供工作的器械和环境。所有开明的君主都有自己的人才苗圃：托勒密·索戴有亚历山大图书馆，库思老一世有贡德沙普尔大学，阿拔斯王朝早期的哈里发，比如阿拉伯医学黄金时期的伊本·阿尔·马蒙、罗伯特·吉斯卡尔和腓特烈二世有萨莱诺学院，智者阿方索十世有托莱多翻译学院，威尼斯总督有帕多瓦学院，拿破仑·波拿巴则有巴黎学派。

相反，蒙昧又强权的君主则会扮演相反的角色：泽农关闭埃德萨学院，查士丁尼一世则关闭了雅典的柏拉图学院。

政治一旦发挥作用，便会促使苗圃中的自由精神在师生关系中迅速生长。这种师生关系会创造出一种知识动力，并对后来者起良性的影响作用。帕多瓦就是一个极佳的证明。血液循环的理论在这所自由风气盛行的大学里发展，绝非偶然。相反，过于统一的管理，最终必然会扼杀创造活力。

不仅要工作的自由，还需交流的自由。因此，必须开放国家边境，以便吸引人才，摒弃宗教和民族成见。科学的重大时刻都发生在拥有各国学者的社会里：托勒密时期的亚历山大城、阿拉伯时期、诺曼底国王统治下的意大利南部、阿方索十世统治下的托莱多，以及帕多瓦。

理性是科学思想的基础。科学的冒险始于古希腊时期自然主义哲学家提出的关于世界最初的理性问题。公元 8 世纪，阿拔斯王朝早期的哈里发对于理性的支持，成为阿拉伯科学黄金时代之前的一个重要阶段。相同的现象发生于 11—12 世纪的拉丁基督教国家，原因是亚里士多德学说的回归以及科学与神学的分离，这是西方科学思想出现的不可或缺的先决条件。

今天医学繁荣，同时达尔文进化论在美国被 Intelligent design

（智力计划）的某些支持者所质疑，回顾一下理性之于科学进步的重要性由此显得十分必要。然而，仅有理性还不够。它有时会为一种在逻辑上无懈可击、却与真理相去甚远的教条主义系统所驱使。为使理性孕育出科学发现，应通过观察和实验来对其加以检验。

心脏病学的历史促使我们将犹太教、伊斯兰教和基督教进行比较，比较它们与科学的关系以及它们对于现代性的适应能力。

自一开始，基督教便在很长一段时期内限制了科学的发展，因为当时关于上帝的知识要优先于关于现实世界的知识。基督教以一种极权的态度，对过去一概不认，否认古人的遗产，并因此阻断了科学的传承。12 世纪，基督教一改往日作风：伴随着亚里士多德学说在西方的回归以及与古希腊异教徒遗产的重新连接，它重新确立了理性思想。

伊斯兰教在年代上呈现的逆向发展，恰与基督教形成镜像。自一开始，它便经由叙利亚人和波斯人，吸收了古希腊思想。同时，亚里士多德的著作诱发了穆尔太齐赖派理性思潮的诞生。这种对于古希腊思想迷恋的酬报便是科学在伊斯兰土地上长达五个世纪的繁荣。但是，塞尔柱的入侵迫使伊斯兰教变得墨守成规，自由的思想也从此失去了庇护者。这是理性主义探索在伊斯兰教中的终结以及热衷思考传统的结束。

犹太教知晓亚里士多德，是由于迈蒙尼德的著作。迈蒙尼德生前曾受宗教领袖处罚，其书籍《困惑者指南》也被人斥为异教邪说和无神论作品。犹太教会不顾深受这一哲学杰作好处的人的反对，将其逐出了教会。另有史料记载，说他在蒙彼利埃遭到火刑。与其他两大一神论宗教一样，犹太教也未能逃避两种对立思潮——开明主义和蒙昧主义——的二元性。就像在阿拉伯—伊斯兰世界一样，犹太人在西方基督教世界中作为医生和翻译者出现在血液循环发现史的各个阶段。

因此，面对科学，基督教和伊斯兰教曾有过相似的行为。二者都曾在其历史的某一刻，沉陷于非理性的思想，采取一种极权的方式，否认过去的遗产。而在历史的其他阶段内，它们则顺应了理性思潮，懂得重拾古人遗产。

所以，任何宗教都会至少呈现出两种不同的面孔，虽然它们依据的只是一本经书。从经书中索寻本教与科学的联系的本质，正如通过对经书的字面解读来索求原教旨主义的本质一样，并不可取。与其他思想一样，宗教思想取决于使用者的态度。使用者赋予宗教思想形式、外形和色彩。

任何一神论宗教都不能声称垄断科学。如今胜利的基督教西方世界理应回忆起这一本应归之于阿拉伯—伊斯兰文明的"被遗忘的遗产"，同时不能将伊斯兰和伊斯兰教相混淆，这样会将整个文化简化为一种我们今日所经历的危机。

阿拉伯—伊斯兰世界将会在它的过去中找到一种可能的复兴的经验教训，通过重拾穆尔太齐赖派思潮，即重拾盛行在其辉煌时代的理性主义、开放精神与自由思想。原教旨主义不会是解决方案，只有开明的现代主义才能遏制其衰落的必然性。基督教西方世界应与温和的伊斯兰教相联合，以便促进这一发展。如果说断裂历史性地存在于阿拉伯—伊斯兰世界和西方的基督教世界之间，如今它则存在于各种原教旨主义团体与从属于不同团体的开明人士之间。

血液循环的学说辗转过许多不同的精神空间。它取道于诸多语言江河：希腊语、叙利亚语、阿拉伯语、希伯来语、拉丁语，接着是英语，并途经各种宗教的道路，从古希腊和印度的泛神论教再到犹太教、基督教和伊斯兰教的一神论教。在大谈跨文化交际的今天，此历程不啻为文化对话的一个重要范例。正是由于这一历程才使人类在 2500 年间，拥有了一种重要的治疗武器——心脏病学，延缓了死亡与疾病的脚步。

血液循环

同时可参阅彩插第 10 页的纲要图。

血液小循环：血液从右心室运行至肺动脉，后到达富含氧气的肺部，之后回到左心房。

血液大循环：血液从左心房进入左心室，从左心室进入主动脉，之后被分配给其他器官，为它们带来细胞运行必不可少的氧气和养料。血液经由毛细血管，从动脉区域进入静脉区域。静脉将血液运回心脏，准确地说，运送到右心房。再由右心房进入右心室，开启新一轮的循环。

关于血液小循环的论述发生于阿拉伯世界的 13 世纪（西方则是在 16 世纪），而关于血液大循环的论述则是在 17 世纪。但是在这之前，还有许多问题需要得到解决：

—— 区别动脉和静脉。

—— 确定动脉和静脉中的物质。

—— 描述血管的解剖分布。

——确定系统的中心是心脏而非其他器官，例如肝脏长期以来一直被视作血液的来源。

——明确血液是否在一个封闭的循环内流动：它究竟是在"循环"，还是从心脏流向四周，然后被消耗，最后消失。

——描述血液小循环，以及它在血液氧合中的作用。

——描述血液大循环。

——理解心脏作为泵的作用，即推动血液在此系统中的运行。

——描述这一流体循环中的输血量概念，即心脏一分钟内所排出的血液的量；同时描述血压的概念，血压在这一循环中起统治作用。

| 参考文献 |

Acar, Jean (dir), *Les nomsenpathologiecardiovasculaire*, cédérom du congrès Relation, Laboratoire Wyeth, 2003.

Acquapendente (d'), Fabrizi Girolamo, *Anatomici patavini, de venarum ostiolis*, Patavii, ex typographia Laurentis Pasquati, 1603.

Aristote, *Histoire des animaux*, Folio, 1994.

Baglivi, Gjuro, *De fbra motrice e morbosa*, Zagreb, Tometes, 1997.

Bainton, Roland H., Michel Servet, *Hérétique et martyr (1553—1953)*, Genève, Librairie Droz, 1953.

Baissette, Gaston, «L'hippocratisme», in *Les Médecins célèbres*, Mazenod, 1947.

–, «Hippocrate», in *Les Médecins célèbres*, Mazenod, 1947.

Baynes, Norman H, *Te Byzantine Empire*, Londres, Oxford university Press, 1962.

Bazàn, B. C. (dir), *Les Questions disputées et quelques quodlibétiques dans les facultés de théologie, de droit et de médecine*, Turnhout (Belgique), Brepols, 1985.

Benrdt, Luderitz, M.D., Te History of Electrotherapy from the 16th to the 20th century, in *History of the Disorders of Cardiac Rhythm*, 2e édition revue, Futura Publishing Company 1998.

Binet, Jacques-Louis et Myer, Philippe, *L'Art et le cœur*, L'Iconoclaste,

2002.

Blamont, Jacques, *Le Chiffre et le songe. Histoire politique de la découverte*, Odile Jacob,1993.

Boorstin, Daniel, *Les Découvreurs. D'Hérodote à Copernic, de Christophe Colomb à Einstein, l'aventure de ces hommes qui inventèrent lemonde*, Robert Laffont, 1988.

Bouet, Pierre et Neveux, François, (dir.), *Les Normands en Méditerranée dans le sillage de Tancrède*, actes du colloque de Cerisy-la Salle, Presses universitaires de Caen, 1994.

Braudel, Fernand, *La Méditerranée, l'espace et l'histoire*, Flammarion, 1985.

Braudel, Fernand et Duby, Georges (dir.), *La Méditerranée, les hommes et l'héritage*, Flammarion, 1986.

Brelet, Claudine, *Médecines du monde, histoire et pratiques des médecines traditionnelles*, Robert Laffont, 2002.

Canguilhem, Georges, L'homme de Vésale dans le monde de Copernic, in *Études d'histoire et de philosophie des sciences*, recueil de célébration du 4e centenaire de la mort d'André Vésale (octobre 1964, Académie de médecine de Bologne), Vrin, 1968.

Castan, Philippe, *Naissance médiévale de la dissection anatomique*, Sauramps, 1985.

Cesalpino Andrea, *Quaestionum Medicarum, libri II*, Venetiis, Apudiuntas, 1593.

Chauvois, Louis, *William Harvey, sa vie et son temps, ses découvertes, sa méthode*, Sedes, 1957.

Chéreau, Achille, *Michel Servet et la circulation pulmonaire*, Masson, 1879.

Colombo, Realdo, *De re anatomica, lib. VII, De corde et arteriis*, Venetiis, Nicolas Bevilacqua, 1559.

Corbin, Henry, *Histoire de la philosophie islamique*, Gallimard, 1999.

Corvisart, Jean-Noël, *Essai sur les maladies et les lésions organiques du cœur et des gros vaisseaux*, Louis Pariente, 1988.

Courbage, Youssef et Fragues Philippe, *Chrétiens et juifs dans l'Islam arabe et turc*, Fayard, 1992.

Dardier, Charles, Michel Servet d'après ses plus récents biographes, in *Revue historique*, t. 10, 1879.

Dejeant, Henri Georges, *Un personnage de la comédie humaine, La véritable vie d'Horace Bianchon (Bouillaud)*, Louis Arnette, 1930.

Delaunay, Paul, Broussais, in *Les Médecins célèbres*, Mazenod, 1947.

Diévart, François, (dir), *Cardiologie : 33 concepts et méthodes qui ont marqué l'évolution de la cardiologie ces quinze dernières années*, volume II, éditions scientifques L&C, Pierre Fabre, 2003.

Eche, Youssef, *Les Bibliothèques arabes, publiques et semi-publiques en Mésopotamie, en Syrie et en Égypte au Moyen Âge*, Damas, Institut français de Damas, 1967.

El-Abbadi, Mostafa, *Vie et destin de l'ancienne bibliothèque d'Alexandrie*, unesco, Pnud, 1992.

Farouki, Nayla, *Les Progrès de la peur,* Le Pommier, 2001.

Fashahi, Mohamed-Reza, *Aristote de Bagdad. De la raison grecque à la révélation coranique*, L'Harmattan, 1995.

Fauvet Jean, *Les Étapes de la médecine*, PuF, 1948.

Foucault, Michel, *Naissance de la clinique*, PuF, 1963.

Ganière, Paul, *Corvisart, médecin de Napoléon*, Flammarion, 1951.

Garin, Eugenio, *L'Humanisme italien*, Albin Michel, 2005.

Gil, José S., Te Translators of the period of D. Raymundo: their personalities and translations (1125—1187), in *Rencontres de cultures dans la philosophie médiévale*, Publications de l'institut d'études médiévales, Louvain-La-Neuve/ Cassino, 1990.

Gobry Ivan, *Saint François d'Assise et l'esprit franciscain*, Seuil, 1957.

Gorlizki, Ili, *Maïmonide-Averroès: une correspondance rêvée*, Maisonneuve & Larose, 2004.

Gremek, Mirko D. (dir.), *Histoire de la pensée médicale en Occident*, tome I, *Antiquité et Moyen Âge*, Points Seuil, 1995.

Guermonprez, Jean-Louis, lettre à l'auteur le 5 février 2004.

Guilmet, Daniel, *Le Cœur qui bat, l'extraordinaire aventure de la chirurgie cardiaque*, Fallois, 1997.

–, *La Chirurgie des anévrismes de l'aorte*, Masson, 1970.

Gutas Dimitri, *Pensée grecque, culture arabe*, Aubier, 2005.

Halioua, Bruno, *Histoire de la médecine*, préface du professeur J.-N. Fabiani, Masson, 2001.

Halioua, B. et Ziskind, B., Contribution de l'égypte pharaonique à la médecine cardiovasculaire, *Archives des maladies du coeur et des vaisseaux*, vol. 97, n°4, 2004.

Hamraoui, éric (dir.), *Philosophie du progrès en cardiologie*, Louis Pariente, 2002.

Harvey, William, *Traité sur les mouvements du cœur et du sang chez les animaux*, Masson, 1892.

–, *Exercitatio anatomica de motu cordis et sanguinis in animalibus*, 1650.

Höffding, Harald, *Histoire de la philosophie moderne*, Alcan, 1906.

Hommage au professeur Jean Dausset, Inserm, 2003.

Houdas, Yvon, *La Médecine arabe aux siècles d'or*, L'Harmattan, 2003.

Ibn Abi usayb'ia, *Uyun al-Anba' f Tabaqât al-Atibba*, Beyrouth, Dar al-Takafa, 1987.

Ibn al-Nadim, Mohammad ben Es'haq, *Kitab al-Fihrist*, Téhéran, Marvi Offset Printing, 1973.

Ibn al-Nafs, *Sharah wa Tashrih al-Qanun*, édité par le Haut Conseil à la culture, La Librairie arabe, Le Caire, 1988.

Jacquart Danielle, *L'Épopée de la science arabe*, Gallimard, 2005.

Jacquart, Danielle et Micheau, Françoise, *La Médecine arabe et l'Occident médiéval*, Maisonneuve & Larose, 1990.

Jeauneau, édouard, *L'Âge d'or des écoles de Chartres*, Houvet, 2000.

Jerphagnon Lucien, *Les Dieux & les Mots. Histoire de la pensée de l'Antiquité au Moyen Âge*, Tallandier, 2004.

–, *Saint Augustin, le pédagogue de Dieu*, Gallimard, 2002.

Kantorowicz, Ernest, *L'Empereur Frédéric II*, Gallimard, 1987.

Lambertini, Gastone, L'école de Salerne, les universités de Bologne et de Padoue, in *Histoire de la médecine, de la chirurgie, de la pharmacie et de l'art vétérinaire*, Tchou, 1977—1980.

Landron, Bénédicte, *Chrétiens et musulmans en Irak: attitudes nestoriennes vis-à-vis de l'islam*, Cariscript, 1994.

Lecourt, Dominique (dir.), *Sciences, mythes et religions en Europe*, Bruxelles, Publications de la Communauté européenne, 2000.

Le Goff, Jacques, *Les Intellectuels au Moyen Âge*, Points Seuil, 1985.

–, *L'Europe est-elle née au Moyen Âge ?*, Points Seuil, 2003.

–, *Saint François d'Assise*, Gallimard, 1999.

Lewis, Bernard, *Que s'est-il passé? L'islam, l'Occident et la modernité*, Gallimard, 2002.

–, *Histoire du Moyen-Orient. 2000 ans d'histoire du christianisme à nos jours*, Albin Michel, 1997.

Libera, Alain (de), *Penser au Moyen Âge*, Points Seuil, 1991.

Lochon, Christian, *L'Origine des chiffres dits «arabes»*, actes du colloque université sans frontières, Kaslik (Liban), Presses de l'université Saint-Esprit, 2000.

Logre, Benjamin, Pinel, in *Les Médecins célèbres*, Mazenod, 1947.

Lower, Richard, *Traité du cœur, du mouvement et de la couleur du sang et du passage du chyle dans le sang*, Estienne Michallet, 1679.

Lucchetta, Francesca, *Il medico e flosofo bellunese Andrea Alpago (1522), traduttore di Avicenna. Proflo biografco*, Padoue, Editrice Antenore, 1964.

Malard, Suzanne, *Laënnec génie français*, Letouzey & Ané, 1959.

Menéndez y Pelayo Marcelino, *Historia de los heterodoxos espanoles*, Madrid, La Editorial Católica, 1978, édition numérique sur http://www.

cervantesvirtual.com/FichaObra.html? Ref-836.

Millet, Raymond, Claude Bernard, in *Les Médecins célèbres*, Mazenod, 1947.

Montanelli, Indro, *Histoire de Rome*, Livre de poche, 1959.

Moraux, Paul, *Galien de Pergame, souvenirs d'un médecin*, Les Belles Lettres, 1985.

Moulin, Anne-Marie, *Histoire de la médecine arabe*, Confluent, 1996.

Nietzsche, Friedrich, *Par-delà bien et mal*, Gallimard, 1971.

Norwich, John Julius, *Histoire de Byzance 330-1453*, Perrin, 1988.

Ormesson (d'), Jean, *Réponse au discours de réception de Marguerite Yourcenar à l'Académie française*, Gallimard, 1981.

Rashed, Roshdi, (dir.), *Histoire des sciences arabes*, tome 3, Seuil, 1997.

Parati, Gianfranco, Mancia, Giuseppe, History of Blood Pressure Measurement, from the pre-Riva Rocci Era to the xxith century, in *Handbook of Hypertension vol. 22: Hypertension in the twentieth century: concepts and achievements*, Elsevier, 2004.

Picanio, Eugenio et Palinkas, Attila, *HPS, Heart Painting Story*, Primula, 2001.

Picard, Jean-François, Histoire de la recherche médicale dans la France du xxe siècle, sur http://picardp1.ivry.cnrs.fr/Poirion, Daniel (dir.), *Milieux universitaires et mentalité urbaine au Moyen Âge*, colloque du département d'études médiévales de Paris-Sorbonne et de l'université de Bonn, Presses de l'université de Paris-Sorbonne, 1987

Power, D'Arcy, *William Harvey*, Londres, unwin, 1897.

Puel, Jacques, lettre à l'auteur le 6 mai 2004.

Randall, J. H., *Te School of Padua and the Emergence of Modern Science*, Padoue, 1961, disponible sur le site de l'université de Padoue.

Revel, Jean-François, *Histoire de la philosophie occidentale, de Talès à Kant*, Nil éditions, 1994.

Riché, Pierre et Le Maître, Philippe, *Les Invasions barbares*, PuF, Que sais-je ?, 2003.

Rossetti, Lucia, *L'Università di Padova, proflo storico*, Padoue, Edizioni Erredici, 1999.

Rodinson, Maxime, *L'Islam : politique et croyance*, Pocket, 1993.

–, *Mahomet*, Points Seuil, 1994.

Rubenstein, Richard E., *Le Jour où Jésus devint Dieu*, La Découverte, 2001.

Rullière, Roger et Poirion, Daniel (dir.), *Histoire de la cardiologie et des affections vasculaires*, Ofdoc pour les laboratoires Sandoz, 1975.

Russell, Bertrand, *Science et religion*, Folio Gallimard,1971.

Saint Augustin, *Confessions*, Folio Gallimard, 2000.

Sarradon, Paul, *Le DocteurLaënnec*, Robert Laffont, 1949.

Sarton, George, *Introduction to the History of Science*, volume II, Krierger Publishing Company, 1975.

Sartori, éric, *L'Empire des sciences. Napoléon et ses savants*, Ellipses, 2003.

Schiavone, Aldo, *L'Histoire brisée. La Rome antique et l'Occident moderne*, Belin, 2003.

Serres, Michel, *Éléments d'histoire des sciences*, Bordas, 1989.

Servet, Michel, *Christianismi restitutio*, chapitre De Trinitate Divina, liber quintus, in quo agitur de Spiritu Sancto, 1553, réimpression Nuremberg, 1791.

Sinoué, Gilbert, *Avicenne ou la route d'Ispahan*, Folio Gallimard, 1990.

Snellen, H. A., *History of cardiology*, Rotterdam, Donker, 1984.

Taton, René, *La Science antique et médiévale, des origines à 1450*, PuF, 1994.

Téry, Gabriel, *Tolède, le circuit de la civilisation méditerranéenne*, Oran, Heintz frères, 1944.

Tévenet, André et Régnier, Christian, *La Saga des ténors en cardiologie*, AstraZeneca, Melody, 2002.

Tuillier Pierre, *D'Archimède à Einstein, les faces cachées de l'invention scientifque*, Fayard, 1988.

Tocqueville, Alexis (de), *De la démocratie en Amérique*, GF-Flammarion, 1981.

Touche, Marcel, *Jean-Nicolas Corvisart*, J.-B. Baillière & fls, 1968.

Turchini, Jean, «Les écoles françaises au Moyen Âge», in *Histoire de la médecine, de la chirurgie, de la pharmacie et de l'art vétérinaire*, Tchou, 1977-1980.

Valognes, Jean-Pierre, V*ie et mort des chrétiens d'Orient, des origines à nos jours*, Paris, Fayard, 1994.

Valverde, Giovan, *Anatomia del corpo umano*, Roma, A. Salamaca e A. Laperi, 1560.

Vésale, André, *Andreae Vesalii Bruxellensis de humani corporis fabrica, libri septem*, Basileae, J. Oporini, 1573; in *Culture et civilisation*, n° 546, Bruxelles, 1964.

Vieussens, Raymond, *Traité nouveau de la structure et des causes du mouvement naturel du cœur*, 1e édition, Toulouse, 1715.

Weber, Max, *Le Judaïsme antique*, Pocket, 1998.

Yousif, Ephrem Isa, *La Floraison des philosophes syriaques,* L'Harmattan, 2003.

Yourcenar, Marguerite, *L'œuvre au noir*, Folio Gallimard, 1968.

Zittoun, Robert et Dupont, Bernard-Marie (dir.), *Penser la médecine : essais philosophiques*, Ellipses, 2001.

Zweig, Stefan, *Conscience contre violence*, Le Castor Astral, 2004.

图表和插图参考

彩色插图

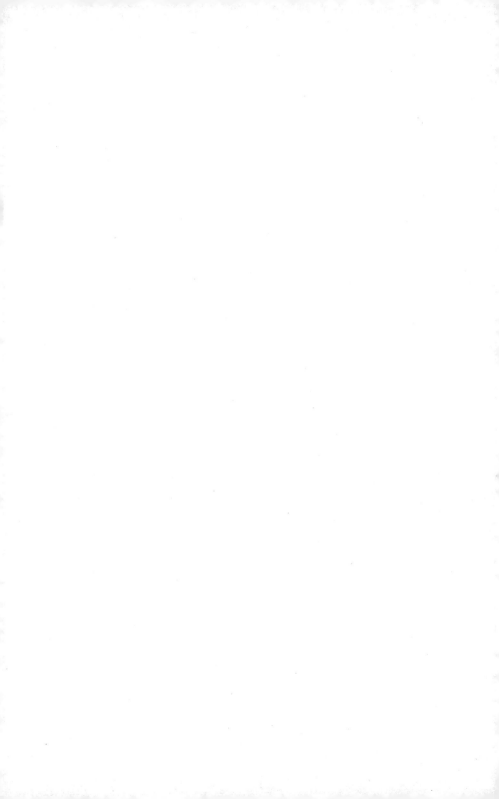